Tés para prevenir y combatir enfermedades

GLORIA GARCÍA DE ENRÍQUEZ

La información, ideas y sugerencias en este libro no pretenden reemplazar ningún consejo médico profesional. Antes de seguir las sugerencias contenidas en este libro, usted debe consultar a su médico personal. Ni el autor ni el editor de la obra se hacen responsables por cualquier pérdida o daño que supuestamente se deriven como consecuencia del uso o aplicación de cualquier información o sugerencia contenidas en este libro.

TABLA DE CONTENIDOS

INTRODUCCION

La gran variedad de tés de hierbas que se muestran en este libro, es con el fin de dar a conocer que tenemos otra manera muy saludable que cuidar nuestro cuerpo.

De una manera muy sencilla y en orden alfabético usted puede localizar cuál es su enfermedad o malestar, que se encuentra al lado izquierdo con mayúsculas y enseguida con minúsculas le mostrara cuales son los tés que se consideran aptos para ese problema, luego usted puede ir a la información más amplia de cada té que encontrara más adelante y también se encuentra en orden alfabético. Es muy importante que consulte toda la información de los tés herbales que desea tomar porque allí hay algunas precauciones que se deben tomar en cuenta y también le muestra la diversidad de enfermedades que un solo té ayuda a combatir y en la mayoría de los tés se encuentran recetas.

En la mayoría de las enfermedades usted encontrara que son varios los tés que le ayudan, usted deberá elegir cual usar o puede usar la combinación de varios tés, solo use pequeñas cantidades de cada uno.

MUY IMPORTANTE: Cualquiera que sea la enfermedad que estemos enfrentando es muy recomendable que consumamos muchas frutas, vegetales, semillas y granos, ya sea naturales, en jugos o licuados y junto con estos tés de hierbas nos ayudaran a mantener una salud excelente. Como dijo Hipócrates considerado el padre de la medicina: "Que tu medicina sea tu alimento y tu alimento sea tu medicina"

INDICE DE ENFERMEDADES

(A un lado de la enfermedad, le muestra todos los tés que ayudan)

ACIDEZ: clavo, canela, hierbabuena, romero o rosemary, tuemeric o cúrcuma, manzanilla, flor de azahar, anís, jengibre, laurel

ACIDO URICO: ajo, cola de caballo, limón, olivo

ACNE: frambuesa, albahaca, borraja, mirra, tomillo, manzanilla, naranja

ADELGAZAR (AYUDA): albahaca, ajo, borraja, canela, té blanco, cilantro, cola de caballo, comino, damiana, hierbabuena, hinojo, limón, mate, menta, naranja, pimienta, te rojo, té verde, arándano o cranberry, epazote

AFRODISIACO: clavo, damiana, jazmín

AFTAS BUCALES: mirra

AGRURAS: flor de azahar, clavo, canela, hierbabuena, romero o rosemary, turmeric o cúrcuma, manzanilla, anís, jengibre, laurel

ALCOHOLISMO: ginseng, clavo

ALERGIA AL POLEN: uña de gato, laurel, manzanilla, cebolla morada, eucalipto, té verde

ALERGIA AL POLEN (INFLAMACION): cebolla morada, laurel

ALERGIA: ginkgo biloba, manzanilla, uña de gato

I

ALTA PRESION: ajo, cebolla morada, uña de gato, pelos de elote, jengibre, olivo, tila, yuca

ALZHEIMER: ginkgo biloba, ginseng, té verde, romero o rosemary, salvia, tomillo, turmeric o cúrcuma

AMENORREA: mejorana

AMIBAS: flor de azahar, estafiate

AMIGDALITIS: caléndula, orégano

AMIGDALITIS Y LARINGITIS: orégano

ANALGESICO, ANTIINFLAMATORIO Y ANTIMICROBIAL: mirra

ANTIINFLAMATORIO Y ANTIOXIDANTE MAS POTENTE: turmeric o cúrcuma

ANALGESICO: turmeric o cúrcuma, hierbabuena, lavanda

ANEMIA: canela, chaya, tronadora, cola de caballo, diente de león, gobernadora, hinojo, pimienta negra, romero o Rosemary, jamaica

ANGINAS (INFLAMACION): cuachalalate, lavanda, manzanilla, mirra, eucalipto, menta

ANGUSTIA, DEPRESION: damiana, laurel, tila

ANSIEDAD: anís, clavo, jazmín, lavanda, manzanilla, orégano, gingko biloba

ANSIEDAD Y ATAQUES DE PANICO: manzanilla, valeriana, tila

ANTIBIOTICO NATURAL: orégano, ajo, cebolla, arándano o cranberry, pimienta, lavanda

ANTI-ENVEJECIMIENTO: té blanco, ginkgo biloba, naranja, té negro, orégano, mate

ANTIOXIDANTE (súper antioxidante 12 veces más que las naranjas y 42 veces más que las manzanas): orégano

ANTIOXIDANTE (RENOVACION CELULAR): té rojo, romero o rosemary

ARTERIAS (ENDURECIMIENTO): ajo, pelos de elote, jamaica, arándano

ARTERIOSCLEROSIS: tila, cebolla morada

ARTICULACIONES (DESORDENES): pelos de elote

ARTRITIS (DOLORES): clavo, chaya, uña de gato, cola de caballo, pelos de elote, frambuesa, laurel, lavanda, limón, manzanilla, borraja, té verde, yuca, romero o rosemary, salvia, tomillo, turmeric o cúrcuma, jengibre

ARTRITIS REUMATOIDE: lavanda

ARTRITIS DE RODILLA: jengibre

ARTROSIS: romero o rosemary

ASMA: albahaca, anís, clavo, uña de gato, tronadora, ginkgo biloba, manzanilla, mirra, eucalipto, orégano, romero, té verde, tomillo, valeriana, pimienta, tomillo, damiana

ATAQUES CARDIACOS: gingko biloba

ATEROESCLEROSIS: chaya

BACTERIAS, HONGOS Y VIRUS: eucalipto, orégano, gingko biloba

BACTERIAS GIARDIA (CAUSA ENFERMEDAD GRAVE): orégano

BACTERIA QUE CAUSA NEUMONIA (ESTREPTOCOCOS): orégano

BACTERIA DE LA SALMONELA Y PROTOZOIDES QUE CAUSA DIARREA (LA ELIMINA): cúrcuma o turmeric

BILIS (MEJORA EL FLUJO DE BILIS, ESENCIAL P/PERDER PESO): flor de azahar, boldo, limón, menta

BOCA (ENJUAGUE E INFLAMACION): clavo, tomillo, laurel

BOCA (INFECCIONES): albahaca

BOCA (INFLAMACIONES DE MUCOSA Y FARINGE): mirra, tomillo

BOCA (ULCERAS): caléndula, frambuesa, cola de caballo, cuachalalate, zarzamora

BRONQUITIS: albahaca, anís, borraja, clavo, uña de gato, diente de león, eucalipto, estafiate, ginkgo biloba, laurel, lavanda, manzanilla, mejorana, mirra, pimienta, tila, tomillo

BUENA MEMORIA: anís, ginseng, romero o rosemary, albahaca, gingko biloba, menta, chaya, eucalipto, te blanco, canela, mate

CABELLO (CAIDA): cuachalalate, lavanda, romero o rosemary, tomillo, linaza

CABELLO (SEQUEDAD Y PICAZON DEL CUERO CABELUDO): eucalipto

CALCULOS RENALES (LOS REDUCE): boldo, chaya, cola de caballo, comino, damiana, limón, gobernadora

CALVICIE: cuachalalate, lavanda, romero o rosemary, tomillo

CALLOS: caléndula

CALAMBRES MUSCULARES: hierbabuena, tomillo

CANAS: chaya

CANCER (SUPER POTENTE, ACABA CON LAS CELULAS CANCEROSAS): orégano

CANCER: ajo, uña de gato, té blanco, orégano, romero o rosemary, salvia, té verde, cebolla morada, pimienta

CANCER DE COLON: canela, frambuesa, pimienta, turmeric o cúrcuma, cuachalalate

CANCER (COLON, HIGADO, PULMONES, PANCREAS, PIEL, ESTOMAGO, GARGANTA): té verde

CANCER DE ESOFAGO: frambuesa

CANCER ESTOMACAL: cuachalalate

CANCER DE HIGADO: frambuesa

CANCER EN LOS HUESOS: tronadora

CANCER DE LENGUA, PULMON: frambuesa

CANCER DE PROSTATA: orégano

CANCER DE TUBO DIGESTIVO: cuachalalate

CANCER Y TUMORES MALIGNOS EN LA PIEL: té   blanco, cuachalalate, frambuesa, cáscara de naranja

CANCER LINFOMA: turmeric o cúrcuma

CANCER DE MAMA: frambuesa, cáscara de naranja, turmeric o cúrcuma

CANDIDIASIS: lavanda

CANSANCIO Y FATIGA: chaya, té blanco, estafiate, té negro, gingko biloba, linaza

CARDIOVASCULAR: clavo, cuachalalate, mate, té negro, pimienta

CARIES: té blanco, té negro, té verde

CATARRO: albahaca, cuachalalate, gobernadora, hierbabuena, manzanilla, eucalipto, anís, clavo, mirra

CEGUERA NOCTURNA: jamaica

CELULITIS: cola de caballo

CEREBRO (BUENA MEMORIA): anís, ginseng, romero o rosemary, albahaca, gingko biloba, menta, chaya, eucalipto, te blanco, canela, mate

CICATRIZANTE: albahaca, uña de gato, cuachalalate, eucalipto, lavanda, salvia, tomillo, borraja

CIRCULACION: ajo, borraja, uña de gato, cuachalalate, olivo, tila, jazmín, jengibre

CIRROSIS: uña de gato

CISTITIS: cola de caballo, comino, gordolobo, salvia, zarzamora, pelos de elote

COLERA: clavo

COLESTEROL: ajo, canela, té blanco, cilantro, ginseng, hinojo, naranja, té negro, pimienta, té rojo, yuca, té verde, cebolla morada, turmeric o cúrcuma, jamaica

COLICOS MENSTRUALES: anís, caléndula, canela, hinojo, jazmín, limón, manzanilla, menta, tila, tomillo, yuca, flor de azahar

COLICOS O DOLORES INTESTINALES: manzanilla

COLICOS O DOLORES ESTOMACALES: manzanilla, anís

COLICO EN NIÑOS (CHECAR BIEN EL PROCESO): hierbabuena, anís

COLICOS EN EL URETER: manzanilla

COLITIS: uña de gato, cuachalalate, té verde

COLON (LIMPIEZA): cáscara sagrada

COLON IRRITABLE: canela, hinojo, tila, turmeric o cúrcuma, linaza

CONCENTRACION Y MEJORAMIENTO CEREBRAL: anís, ginseng, romero o rosemary, albahaca, gingko biloba, menta, chaya, eucalipto, te blanco, canela, mate

CONJUNTIVITIS: cola de caballo, manzanilla, té negro, zarzamora, flor de azahar

CONGESTION NASAL O CATARRO: clavo

CONSTIPACION: zarzamora

CORAZON: cebolla morada, turmeric o cúrcuma

DEBILIDAD: albahaca, linaza

DEBILIDAD EN LAS MANOS: estafiate

DEBILIDAD MUSCULAR: jamaica

DEDOS FRIOS DE MANOS Y PIES: gingko biloba

DEFENSAS (LAS AUMENTA): té blanco, naranja

DEGENERACION MACULAR: gingko biloba

DEMENCIA: lavanda

DEPRESION: clavo, canela, damiana, lavanda, mate, salvia, tila, tomillo, gingko biloba

DERRAMES CEREBRALES: té verde

DERMATITIS: mirra, gobernadora

DESCONGESTIONA APARATO RESPIRATORIO: eucalipto

DESINFECTANTE: ajo

DESINFECTANTE INTESTINAL Y ESTOMACAL: menta

DIABETES: ajo, clavo, canela, tronadora, té blanco, damiana, pelos de elote, frambuesa, ginseng, mirra, té negro, olivo, pimienta, salvia, cebolla morada, turmeric o cúrcuma

DIARREA: albahaca, flor de azahar, canela, chaya, estafiate, hierbabuena, menta, zarzamora, té verde, manzanilla, té negro, comino, anís, turmeric o cúrcuma, eucalipto

DIARREA EN NIÑOS (CHECAR BIEN EL PROCESO): anís

DIGESTION: anís, ajo, boldo, té blanco, cilantro, comino, hierbabuena, laurel, manzanilla, mejorana, menta, perejil, té rojo, salvia, turmeric o cúrcuma

DISENTERIA: flor de azahar, tronadora, té verde, turmeric o cúrcuma, estafiate

DISFAGIA (DIFICULTAD PARA TRAGAR): tila

DISPEPSIA NERVIOSAS: albahaca, damiana, salvia, anís

DISPEPSIA BILIAR: tila

DIVERTICOLITIS: uña de gato, turmeric o cúrcuma

DOLOR E INFLAMACIONES: gobernadora, tila, turmeric o cúrcuma

DOLOR DE TODO TIPO: tila

DOLOR DE CABEZA: albahaca, anís, clavo, jengibre cuachalalate, ginkgo biloba, jazmín, laurel, lavanda, manzanilla, mate, mejorana, menta, té negro, tila, yuca, té verde

DOLOR DE CABEZA (MUY FUERTE): orégano

DOLOR DE CINTURA, CABEZA Y ESPALDA: cuachalalate

DOLOR DE ENCIAS Y MUELAS: clavo, cuachalalate

DOLOR DE MUELAS: tronadora, gordolobo, menta

DOLOR DE ESTOMAGO: flor de azahar, caléndula, epazote, hierbabuena, hinojo, laurel, limón, jengibre

DOLOR GENERAL (ANALGESICO): lavanda, hierbabuena, manzanilla

DOLORES MUSCULARES: orégano, gingko biloba

DOLOR DE HUESOS: uña de gato

DOLORES LUMBARES: lavanda, orégano

DOLOR DE OIDOS E INFECCION: caléndula, gordolobo, orégano

DOLOR DE OIDOS: lavanda

DOLOR DE OJOS Y CEGUERA NOCTURNA: albahaca

DOLOR DE PIERNAS AL CAMINAR: ginkgo biloba

DOLOR DE PIES: lavanda

DOLORES DESPUES DEL PARTO (LOS CALMA): estafiate

DOLOR DE VIENTRE: pelos de elote

DORMIR: clavo, ginseng, jazmín, lavanda, limón, manzanilla, orégano, salvia, tila

EDEMA PULMONAR: tila

EMPACHO: estafiate

ENCIAS Y MUELAS (ALIVIA EL DOLOR): clavo, cuachalalate

ENCIAS INFLAMADAS: ajo, albahaca, clavo, manzanilla, té verde, arándano o cranberry

ENCIAS SANGRANTES: mirra, salvia

ENERGIZANTE Y REVITALIZANTE: té rojo

ENFERMEDADES CORONARIAS: turmeric o cúrcuma

ENJUAGUE BUCAL Y PREVIENE FORMACION DE PLACA: clavo

ENJUAGUE BUCAL (en gingivitis y faringitis): salvia

ENVEJECIMIENTO O LONGEVIDAD: té blanco, ginkgo biloba, naranja, té negro, orégano, mate

ENVENENAMIENTO E INTOXICACION: laurel

EPILEPSIA: valeriana

ESCARBUTO: chaya

ESPECTORANTE: ajo, hierbabuena, anís, gordolobo, laurel, mejorana, menta

ESTOMATITIS: cuachalalate, mirra, salvia, zarzamora

ESTOMAGO (RESFRIOS): estafiate

ESTREÑIMIENTO: boldo, cascara sagrada, damiana, diente de león, hierbabuena, hinojo

ESTRES: linaza

ESTERILIDAD: chaya

ESTREPTOCOCOS (BACTERIA QUE CAUSA NEUMONIA Y OTRAS ENFERMEDADES): orégano

ESTRÉS: albahaca, clavo, canela, ginseng, jazmín, laurel, lavanda, manzanilla, mejorana, salvia, tila, tomillo, borraja, turmeric o cúrcuma

ESTRÉS (PREVENIRLO): albahaca

ESTROGENOS (LOS AUMENTA): romero o rosemary

FARINGITIS: eucalipto, lavanda, mirra, zarzamora

FATIGA (LA COMBATE): té blanco, chaya, ginkgo biloba, tomillo, jamaica

FATIGA MENTAL: anís, ginseng, romero o rosemary, albahaca, gingko biloba, menta, chaya, eucalipto, te blanco, canela, mate

FIEBRE: ajo, anís, borraja, clavo, canela, cuachalalate, albahaca, eucalipto, estafiate, hierbabuena, hinojo, laurel, manzanilla, salvia, tomillo, turmeric o cúrcuma, hinojo

FIEBRE TIFOIDEA: cuachalalate

FLATULENCIA: comino, tila

FLEMAS: albahaca, gordolobo, ajo, anís, eucalipto, laurel, mejorana, menta, mirra

FLORA INTESTINAL: uña de gato

FLUJO VAGINAL AMARILLENTO (EXCESO): salvia, lavanda

FLUJO VAGINAL BLANCO (LO ELIMINA): romero o rosemary

FUEGOS Y ULCERAS EN LA BOCA: cuachalalate

FUMAR (DEJAR EL VICIO): anís

GANGRENA: cuachalalate

GARGANTA (INFLAMACION, DOLOR): albahaca, frambuesa, hinojo, laurel, manzanilla, tomillo, zarzamora, mirra, linaza, gordolobo, salvia, eucalipto

GARGANTA (DOLOR E INFECCION): ajo, orégano, flor de azahar, tomillo

GASES: anís, cilantro, epazote, hierbabuena, limón, manzanilla, mejorana, menta, orégano, perejil, romero o Rosemary, salvia, tila, turmeric o cúrcuma, hinojo

GASES EN NIÑOS (CHECAR BIEN EL PROCESO): anís

GASES QUE PROVOCAN DOLORES EN EL ORGANISMO: hinojo

GASES (EN BEBES): anís

GASTRITIS: anís, tronadora, cuachalalate, jazmín, manzanilla, té negro, salvia, yuca, turmeric o cúrcuma

GASTROENTERITIS: ajo, manzanilla

GENITALES (INFLAMACIONES): orégano

GINGIVITIS: hierbabuena, mirra, salvia, zarzamora, arándano o cranberry

GLAUCOMA: gingko biloba, té verde

GLUTATION (DESINTOXICA LAS CELULAS): turmeric o cúrcuma

GOLPES: tila

GONORREA: uña de gato, romero o rosemary

GOTA: cola de caballo, comino, pelos de elote, frambuesa, limón, olivo

GRANOS EN LOS GENITALES DE LA MUJER: cuachalalate

GRASAS (INTOLERANCIA): tila

GRIPE: ajo, albahaca, flor de azahar, caléndula, canela, eucalipto, gordolobo, hierbabuena, hinojo, laurel, lavanda, naranja, zarzamora, té verde, jamaica

HALITOSIS (MAL ALIENTO): tomillo, albahaca, limón, romero, té verde

HEMORRAGIAS (DETENERLAS): cola de caballo, té verde

HEMORRAGIAS NASALES: cola de caballo

HEMORROIDES: uña de gato, gobernadora, gordolobo, manzanilla, zarzamora, linaza

HEMORROIDES SANGRANTES: cola de caballo

HEPATITIS: gobernadora

HERIDAS: ajo, clavo, uña de gato, cola de caballo, manzanilla, turmeric o cúrcuma

HERIDAS (PARA EVITAR INFECCIONES): tomillo

HERIDAS Y LLAGA: tronadora, cuachalalate, diente de león, zarzamora, eucalipto

HERIDAS Y ABSCESOS: eucalipto

HERNIA: cuachalalate

HERPEZ: borraja, caléndula

HIGADO: boldo, chaya, tronadora, cuachalalate, diente de león, estafiate, limón, manzanilla, menta, romero o rosemary, tila, pelos de elote, anís, hierbabuena, jamaica

HIGADO (LO DESINTOXICA): té rojo

HIPERTENCION O PRESION ALTA: lavanda, tila, cebolla morada, jamaica

HIPO: anís

HONGOS: ajo, uña de gato, orégano, clavo

HONGO CANDIDA: clavo

HORMONAS (DESEQUILIBRIO O BALANCEO): damiana, linaza

HUESOS Y DIENTES (LOS FORTALECE): jamaica

INDIGESTION: manzanilla

INFARTO: té blanco, tila

INFECCIONES: ajo, té blanco, ginkgo biloba, naranja, tomillo, orégano

INFECCIONES DE TODO TIPO: pimienta negra, tomillo, orégano

INFECCIONES (FORTALECE LAS CELULAS Y LAS HACE MAS RESISTENTES A LAS INFECCIONES): turmeric o cúrcuma, orégano

INFECCIONES POR VIRUS Y BACTERIAS: orégano

INFECCIONES BUCALES: albahaca

INFECCION DE ENCIAS: laurel

INFECCION ESTOMACAL: manzanilla

INFECCION EN LLAGAS: salvia, tomillo

INFECCIONES DE OIDO: orégano

INFECCION EN LA PIEL: ajo, clavo

INFECCIONES OCULARES: tomillo

INFECCIONES RESPIRATORIAS: jamaica

INFECCIONES URINARIAS: albahaca, ajo, cola de caballo, comino, diente de león, eucalipto, pelos de elote, gordolobo, mate, arándano o cranberry

INFECCIONES VAGINALES: clavo, frambuesa

INFLAMACION: anís, boldo, cuachalalate, ginkgo biloba, salvia

INFLAMACION ABDOMINAL Y ESTOMACAL: comino, hierbabuena, hinojo, manzanilla

INFLAMACION DE LA ALERGIA AL POLEN: cebolla morada, laurel

INFLAMACION DE LA PIEL (SABAÑONES); gordolobo

INFLAMACION DE LOS ORGANOS: tila

INFLAMACION INTESTINAL: limón, salvia, manzanilla

INFLAMACION EN LA BOCA: clavo, laurel

INFLAMACIONES GENITALES: orégano

INFLAMACION POR FLATULENCIA: cilantro

INFLAMACION DE LA LENGUA: salvia

INFLAMACION DE HIGADO, VESICULA: hierbabuena

INFLAMACION DE MEMBRANA MUCUOSA: eucalipto

INFLAMACION DE LA PIEL: epazote

INFLUENZA: albahaca, estafiate, té verde

INSOMNIO: clavo, ginseng, jazmín, lavanda, limón, manzanilla, orégano, salvia, tila, jamaica

INTELECTUAL O MENTAL (MEJORA EL RENDIMIENTO): anís, te blanco, canela, anís, ginseng, romero o rosemary, albahaca, gingko biloba, menta, chaya, eucalipto, mate

INTESTINOS (LIMPIEZA DE PUTREFACCIONES): anís

INTESTINO IRRITABLE: frambuesa, manzanilla

INTOXICACION, ENVENENAMIENTO: laurel

LACTANCIA O LECHE MATERNA (LA AUMENTA): anís, comino, frambuesa

LACTANCIA (PARA DETENER LECHE MATERNA): salvia

LARINGITIS: lavanda, manzanilla, mirra, tomillo, orégano

LENGUA (INFLAMACION): salvia

LEUCEMIA: turmeric o cúrcuma

LEUCORREA (EXCESO DE FLUJO VAGINAL): salvia, romero, lavanda

LOMBRICES: caléndula, menta, epazote

LONGEVIDAD: té blanco, ginkgo biloba, naranja, té negro, orégano, mate, jamaica

LLAGAS E IRRITACION EN LA BOCA: mirra

LLAGAS CANCEROSAS: mirra

MAL ALIENTO: albahaca, limón, romero, tomillo

MALA CIRCULACION: borraja, jazmín, jengibre

MAL DE ORINES: pelos de elote

MALARIA: clavo

MANCHAS EN LA CARA (PROBLEMAS DEL HIGADO): boldo

MANCHAS EN LA PIEL: cuachalalate, borraja, flor de azahar

MAREOS: hierbabuena, jengibre, laurel, lavanda, menta, mejorana

MEMORIA BUENA: anís, ginseng, romero o rosemary, albahaca, gingko biloba, menta, chaya, eucalipto, te blanco, canela, mate

MEMORIA (PERDIDA): gingko biloba

MENOPAUSIA: salvia, yuca, borraja

MENSTRUACION (LA REGULA): damiana, estafiate, frambuesa, laurel, perejil, salvia, uña de gato, comino, borraja, pelos de elote, anís

MENSTRUACION (ESCAZES Y RETRAZO): anís, romero o rosemary

MENSTRUACIONES EXSESIVAS: cola de caballo, zarzamora

MENSTRUACIONES DIFICILES Y DOLOROSAS: manzanilla, orégano, romero o rosemary

METABOLISMO (ACELERA): clavo, té blanco, jazmín, mate, té rojo

MUSCULOS ADOLORIDOS E INFLAMADOS: romero o rosemary, tila, tomillo, eucalipto, gingko biloba, orégano

MUSCUOS (DEBILIDAD): jamaica

MICOSIS (HONGOS): ajo

MIGRAÑA: jazmín, lavanda, manzanilla, menta, tila

MUELAS (DOLOR): clavo, menta

NAUSEAS: anís, comino, hierbabuena, jengibre, menta, manzanilla

NERVIOSISMO Y ANSIEDAD: anís, flor de azahar, hierbabuena, jazmín, laurel, mejorana, menta, valeriana, té negro, tila, manzanilla

NEUMONIA: orégano, eucalipto

NEUMONIA (BACTERIA ESTREPTOCOCOS QUE CAUSA LA NEUMONIA): orégano

OBESIDAD O PERDER PESO: albahaca, ajo, borraja, canela, té blanco, cilantro, cola de caballo, comino, damiana, hierbabuena, hinojo, limón, mate, menta, naranja, pimienta, té rojo, té verde, arándano o cranberry, clavo, epazote

OJERAS: manzanilla

OJOS (CATARATAS): turmeric o cúrcuma

OJOS (DOLOR Y CEGUERA NOCTURNA): albahaca

OJOS (GLAUCOMA): ginkgo biloba

OJOS (INFECCIONES): tomillo

OJOS (PROTECCION): arándano o cranberry

OJOS (CONJUNTIVITIS): hinojo, zarzamora, manzanilla

OIDOS (DOLOR E INFECCION): caléndula, orégano, gordolobo

OIDOS (DOLOR): lavanda, flor de azahar, gordolobo

OIDOS (ZUMBIDO): ginkgo biloba

ORINAR (AUMENTO): anís

OIDOS Y NARIZ (DESINFECTANTE): orégano

ORINA (DOLORES, ARDORES): borraja

OSTEOARTRITIS: yuca

OSTEOPOROSIS: cola de caballo

OVARIOS Y MATRIZ (CAIDA): cuachalalate

PADECIMIENTOS RESPIRATORIOS Y PROBLEMAS DE PECHO: epazote, diente de león

PALUDISMO: cuachalalate

PALPITACIONES NERVIOSAS: tila

PANCREAS: jengibre

PARASITOS: ajo, epazote, eucalipto, estafiate

PECHO CONGESTIONADO: anís, clavo

PECHOS (FIRMEZA Y ELASTICIDAD): cola de caballo

PICADURAS DE INSECTOS: ajo, cuachalalate, epazote, eucalipto, lavanda, manzanilla, salvia

PICADURA DE ALACRAN: tronadora

PIE DE ATLETA: tomillo

PIEL (SUAVISANTE NATURAL): epazote

PIEL (INFLAMACIONES): manzanilla, romero o Rosemary, epazote

PIEL (IRRITACIONES): flor de azahar, jamaica

PIES Y MANOS FRIAS: borraja

PIES (LASTIMADURAS): estafiate

PIES (DOLOR): lavanda

PIOJOS: eucalipto

PIORREA: albahaca

POTENCIA SEXUAL Y FRIGIDEZ (LA MEJORA): damiana

PRESION ARTERIAL (LA REGULA): ajo uña de gato, limón, pimienta, té verde

PRESION ALTA: borraja

PROSTATA: cola de caballo, pelos de elote

PULMONES: chaya, eucalipto, gordolobo, tila

PULMONIA: borraja, diente de león

PUNZADAS: cuachalalate

QUEMADURAS: ajo, manzanilla, salvia, eucalipto

QUISTE DE OVARIO Y UTERO: cuachalalate

RELAXANTE Y SEDANTE: hierbabuena, jazmín, albahaca, anís

REMINERALIZANTE: cola de caballo

RESFRIADOS: ajo, albahaca, borraja, caléndula, clavo, canela, cuachalalate, eucalipto, estafiate, ginkgo biloba, gordolobo, jengibre, laurel, lavanda, menta, naranja, orégano, pimienta, tila, tomillo, zarzamora

RETENCION URINARIA: salvia

REUMAS: borraja, clavo, cuachalalate, estafiate, gobernadora, hinojo, jazmín, laurel, lavanda, limón, mate, perejil, tila, zarzamora, cola de caballo

RIÑONES (CALCULOS): albahaca, uña de gato, cola de caballo, cuachalalate, diente de león, estafiate, gobernadora, mate, arándano o cranberry, pelos de elote, perejil, limón, té verde, jamaica

RIÑONES (INFLAMACION): cuachalalate, linaza

RITMO CARDIACO (LO REGULA): cola de caballo

RONQUERA O PERDIDA DE LA VOZ: flor de azahar, laurel

ROSADURAS DE PAÑAL: manzanilla

SABAÑONES (INFLAMACIONES DE LA PIEL): gordolobo

SALMONELLA: orégano, turmeric o cúrcuma

SALPULLIDO: tronadora

SARAMPION: borraja

SARNA: clavo, tronadora, lavanda

SEDANTE: anís, flor de azahar, tronadora, manzanilla, tila

SENILIDAD Y TROMBOSIS: ginseng

SIDA (AYUDA): romero o rosemary, té verde

SIFILIS: tronadora

SINDROME DE RAYNAUD (DOLOR DE DEDOS POR EL FRIO): ginkgo biloba

SINUSITIS: clavo, laurel, mirra, eucalipto, cebolla morada

SISTEMA INMUNOLOGICO: ajo, albahaca, chaya, ginseng, hinojo, jengibre, limón, té negro, arándano o cranberry, turmeric o cúrcuma

SISTEMA ENDOCRINO: romero o rosemary

SORDERA: laurel

SORIASIS Y ECZEMA: manzanilla

SUDORACION EXCESIVA: salvia

SUEÑO: tila, albahaca

TENDONES Y HUESOS (CICATRIZA DESPUES DE UNA LESION): cola de caballo

TENSIONES (AYUDA A LIBERAR TENSIONES): anís

TIFOIDEA: flor de azahar, cuachalalate

TIROIDES: chaya

TORCEDURAS: tila

TOS: albahaca, anís, flor de azahar, borraja, clavo, canela, chaya, tronadora, cuachalalate, eucalipto, gordolobo, jazmín, manzanilla, mejorana, orégano, pimienta negra, tila, tomillo, zarzamora, té verde, mirra

TRANQUILIZANTE: anís, flor de azahar, tila, tomillo, manzanilla

TRIGLICÉRIDOS: ajo, yuca, té verde, jamaica

TROMBOSIS: tila

TUBERCULOSIS: clavo, cuachalalate, gobernadora

TUBERCOLOSIS (VOMITOS DE SANGRE): cola de caballo

TUMORES: ajo, Jamaica, té verde

TUMORES (COLON, HIGADO, ESTOMAGO, MAMA, OVARIOS): turmeric o cúrcuma

ULCERAS: uña de gato, manzanilla, salvia, té verde, eucalipto

ULCERAS CUTANEAS: zarzamora

ULCERAS EN LA BOCA: caléndula, cola de caballo, cuachalalate, zarzamora

ULCERAS GASTRICAS: cuachalalate

ULCERA PEPTICA: manzanilla

ULCERAS VARICOSAS: cuachalalate, manzanilla

UÑA AMORATADA (UN MORETON): tomillo

URETRA (INFLAMACION): pelos de elote

URINARIA RETENCION: salvia

URTICARIA: tronadora

VAGINA (INFECCIONES): clavo, cuachalalate

VAGINITIS POR HONGOS (FLUJO, COMEZON, ARDOR, MAL OLOR): ajo, caléndula, cola de caballo, lavanda, zarzamora, tomillo

VARICELA: manzanilla

VARICES: cuachalalate, manzanilla

VEJIGA: diente de león, gobernadora, laurel, limón, manzanilla, mate, comino

VEJIGA (INFLAMACION): linaza

VERRUGAS: caléndula

VESICULA: cuachalalate, estafiate, menta, tila, turmeric o cúrcuma, limón, hierbabuena

VESICULA (EVITA LA INFLAMACION): té verde

VESICULA (PIEDRAS): gobernadora, tila

VIAS URINARIAS: linaza, arándano o cranberry, eucalipto, pelos de elote, perejil

VIRUELA: borraja

VIRUS Y BACTERIAS (LOS COMBATE Y TE MANTIENE SANO): orégano

VISTA: albahaca, chaya, jamaica

VOMITO: flor de azahar, hierbabuena, jengibre

VOMITO DE SANGRE POR TUBERCULOSIS: cola de caballo

AJO

Control de la **presión arterial,** desinfectante, estimula el apetito, activa la digestión. Es antiséptico y depurativo. Antiasmático, disminuye la presión sanguínea, vasodilatador, cardioprotector, antioxidante, anticancerígeno, inmunoestimulante, antibacteriano, antiviral, antitumoral, antibiótico, **expectorante, antidiabético, micosis, endurecimiento de las arterias, enfermedades del corazón, Enfermedad de Reynaud, fiebres, quemaduras, cáncer (auxiliar), gastroenteritis, alta presión, enfermedades del sistema inmune, vaginitis por hongos, mejorar flujo arterial, reduce colesterol y ácido úrico. Baja la presión, gripes, mejora la circulación, bronquitis, resfriados, infecciones urinarias.**

El ajo tiene propiedades que hacen de este alimento, un vegetal muy aconsejable a la hora de hacer una dieta. Una de las maneras en la que se pueden obtener todos sus beneficios, es a través del **té de ajo para adelgazar.**

El ajo te ayuda al sistema nervioso y relaja los músculos sin dejar efectos secundarios desagradables, puesto que es una bebida natural

A través de las propiedades de la infusión de ajo para perder peso, podemos lograr: Depura el organismo. Aumenta la movilización de grasas y la combustión de calorías. **Reduce el colesterol. Reduce los triglicéridos.** Controla la glucemia.

Primera receta de té de ajo para adelgazar.

Ingredientes:
3 ajos picados
Agua hirviendo

Preparación: Coloque los trocitos de ajo en el agua hirviendo, tape el recipiente con un plato por unos minutos, o si los quiere hervir por unos minutos y después colarlo.

Tome un vaso por la mañana y en ayunas.

Con este mismo té puede usarlo **para infecciones de la garganta:** Hacer gárgaras lo más que lo aguante en la garganta y después puede tomárselo o escupirlo, hacerlo las veces que guste durante el día.

Este mismo té lo puede usar **para lavar heridas o tratar problemas de hongos e infecciones de la piel**. En algunos casos un diente de ajo entero o molido se aplica directamente al área afectada, por ejemplo a **las encías inflamadas por infección o sobre las picaduras de insectos (no dejar el ajo puesto en la piel por mucho tiempo, puede ponerse roja la piel).**

Segunda receta de ajo y limón:

Ingredientes:

Una cabeza de ajo
Dos limones
Un litro y medio de agua

Preparación: Coloca a hervir el litro de agua con la cabeza de ajo ya pelado y los dos limones cortados, con todo y cáscara. Deja que hiervan por 15 minutos, apaga el fuego, deja reposar cinco más y colar, dejarlo enfriar o beberlo caliente o como prefiera.

Este té le puede ayudar para adelgazar, para combatir parásitos, reforzar su sistema respiratorio, evitar resfriados, gripes y también cualquier cuestión relacionada a las infecciones, porque tanto el ajo como el limón tienen propiedades **antisépticas y antibacterianas.**

TOXICIDAD / PRECAUCIONES: Toxicidad: Muy baja. Evitar durante lactancia.

No junto con medicamentos hipotensores o para adelgazar la sangre.

ALBAHACA

Independientemente de los usos en cocina, como hierba aromática para aderezar y preparar nuestras recetas, la albahaca puede ser una ayuda en el cuidado de nuestra salud.

Entre los beneficios saludables de la albahaca se encuentran:

Trastornos nerviosos, estimulante, sedante, diurético, piel, cicatrizante.

Dispepsias nerviosas, **dolor de cabeza** (masaje en la sien con una hoja), para **bajar la temperatura, digestivo, acné, piquetes de insectos, gases, problemas dentales, infecciones parasitarias, ansiedad, insomnio, migraña, náuseas.**

Digestivos. Ayuda a disolver las grasas de las comidas copiosas y pesadas a la par que estimula el apetito. Alivia también **la diarrea.**

Calmantes y sedantes. La albahaca **controla el dolor de cabeza moderado** y tiene propiedades **relajantes e hipnóticas.** Es apta para **conciliar el sueño** en personas que no sufren de cuadros severos de ansiedad.

El sabor de la albahaca ayuda a ejercer un efecto de saciedad. Un té de albahaca es un buen tentempié en un plan **para adelgazar.**

Antibacterianas. En la India se utiliza la albahaca para combatir **los resfriados, la tos** y los problemas leves del aparato respiratorio. También ofrece protección contra las **infecciones urinarias.**

Para aprovechar todas sus propiedades medicinales la albahaca se presenta en capsulas o píldoras, pero también puedes realizar un delicioso té. Esta infusión se prepara con las hojas frescas y/o las flores.

La proporción es de 1 litro de agua por cada 10 gramos de tallos y hojas. Si va a utilizar las flores, reducir la cantidad a la mitad: a 5 gramos. Hay que hervir durante 5 minutos y dejar reposar otros cinco. Después colarlo y tomar dos veces al día.

En el caso de que se quiera aumentar las defensas y poner a tono el **sistema inmunológico** es mejor utilizar las flores.

Las hojas son un tónico para los **nervios y agudiza la memoria.** Promueven la eliminación **de la materia catarral y la flema de los bronquios.** Las hojas fortalecen el estómago e inducen a la transpiración abundante.

El jugo de hojas de albahaca se puede utilizar para **bajar la fiebre.** El extracto de sus hojas en agua dulce debe ser administrada cada 2 a 3 horas. Mientras tanto se puede seguir dando sorbos de agua fría. En los niños, es muy eficaz en la reducción de la temperatura.

La albahaca es un componente importante para muchos jarabes para la **tos y expectorantes.** Ayuda a movilizar el moco en la **bronquitis y el asma.** Masticar sus hojas alivia el **resfriado y la gripe.**

El agua hervida con hojas de albahaca se puede tomar como bebida en caso de **dolor de garganta.** Esta agua también se puede utilizar para hacer gárgaras.

Es útil en el tratamiento de trastornos del sistema respiratorio. Una decocción de las hojas, con miel y jengibre es un remedio eficaz para la **bronquitis, el asma, la gripe, la tos y el resfriado.** Un té de albahaca, clavos y sal marina también da alivio inmediato en caso de **influenza.** Se deben hervir con medio litro de agua hasta que sólo la mitad del agua quede y tomar.

La albahaca tiene un fuerte efecto en el **riñón.** En el caso de **cálculos renales** el jugo de las hojas de albahaca y miel, si se toman regularmente durante 6 meses, puede hacer que se expulsen a través del tracto urinario.

La albahaca tiene un efecto beneficioso en **la enfermedad cardiaca y la debilidad** como resultado de ella. Se reduce el nivel de colesterol en la sangre.

Las hojas de albahaca se consideran como un agente anti-**estrés.** Estudios recientes han demostrado que las hojas producen protección significativa contra el estrés. Incluso las personas sanas pueden masticar 12 hojas de albahaca dos veces al día para **prevenir el estrés.** Purifica la sangre y ayuda a prevenir varios elementos comunes.

Las hojas son muy eficaces para **la úlcera y las infecciones en la boca.** Unas cuantas hojas masticadas pueden curar estas enfermedades.

Aplicado sobre la piel el jugo de albahaca es beneficioso en el tratamiento de la **tiña y otras enfermedades cutáneas.**

La hierba es útil en los trastornos de los dientes. Sus hojas, se secan al sol y se hacen en polvo, puede ser utilizado para el cepillado de dientes. También se puede mezclar con aceite para hacer una pasta y utilizar como pasta de dientes. Esto es muy bueno **para mantener la salud dental, contrarrestando el mal aliento y para masajear las encías.** También es útil en la **piorrea y trastornos de otros dientes.**

La albahaca es una buena medicina para el **dolor de cabeza.** Un té de las hojas se puede dar para este trastorno. Hojas de albahaca también se puede aplicar en la frente para conseguir el alivio del calor y dolor de cabeza.

El jugo de albahaca es un remedio eficaz para el **dolor en los ojos y**

la ceguera nocturna, que es generalmente causada por la deficiencia de vitamina A. Dos gotas de jugo de albahaca negra se ponen en los ojos todos los días a la hora de acostarse.

La albahaca, nos ayudará a evitar la aparición de **acidez estomacal,** ya que entre sus cualidades hay que destacar lo digestiva que es, ayudando a nuestro estómago a hacer su trabajo mucho antes y sufrir lo más mínimo. Además evita los espasmos gástricos, evitando de este modo el reflujo.

ANIS

Tanto su aroma como su sabor son debidos a un aceite denominado esencia de anís, este aceite contiene acetol. La fragancia del anís, obtenida del aceite de sus semillas principalmente, se usa en culinaria y en la preparación de perfumes y aromatizantes. Sus usos principales los encuentra en panadería y repostería, en la elaboración de licores y en algunos platos como mariscos.

Diurético, alivia el dolor abdominal, previene la náusea y mejora la digestión. Además calma la tos y cura los síntomas del resfriado.

Pecho congestionado, resfriado, fiebre, problemas biliares, problemas del hígado, dispepsia, catarros, dolor menstrual.

Gases estomacales, cólicos del vientre, aumento de la secreción láctea, aumento de la orina, dolor de cabeza. Triturar 8 gramos de semillas de Anís en un litro de agua hirviendo. Tomar 4 copas al día.

El anís tiene cualidades estomacales, **alivia gases, acidez y tiene propiedades sedantes, ideal para aliviar molestias de gastritis.**

Posee también propiedades expectorantes, principios **antiinflamatorios,** ayuda a los **pulmones** a deshacerse del exceso de secreciones, a **disminuir inflamación en caso de bronquitis así como también la tos.**

Para estos problemas se recomienda beber infusión de anís, elaborada con media cucharadita de frutos secos por taza de agua, e ingerir de dos a tres tazas al día después de comer o bien, hacer uso de las bolsitas industrializadas de té.

El anís es el prototipo de las plantas con acción carminativa, aperitiva, tonificante del estómago y digestiva. **Limpia los intestinos** de fermentaciones y putrefacciones. A los niños y lactantes les resulta muy eficaz la infusión de anís en casos de gases y diarreas.

Sobre el aparato respiratorio: el anís es un excelente expectorante. Facilita la expulsión de las mucosidades bronquiales, haciéndolas más fluidas, por lo que es altamente recomendado para asmáticos y bronquíticos. Además, se recomienda especialmente a aquellas personas que siguen con un plan para dejar de fumar, pues actúa como un verdadero antídoto contra la nicotina y contra los alquitranes del tabaco: limpia los bronquios de mucosidad irritante y facilita la regeneración de las células de las mucosas.

Te de anís:
1 cucharada de anís para una taza de agua caliente, se puede tomar sin endulzar o ponerle miel. Puedes tomar hasta 3 tazas por día, preferentemente después de las comidas.

El anís es buen remedio para el tratamiento de digestión lenta y otros malestares, mucosidades en el pecho, gastralgia, debilidad intestinal, pleurospasmo, facilita la menstruación en casos de retardo o escasez. Era usado en casos de parto para ayudar al mismo sin inconvenientes. Para mujeres que amamantan a sus bebés, el anís contribuye aumentando la leche materna. Hipo: Tomar una pizca de anís recién molido con un sorbo de agua o masticar las semillas secas.

Cuando se tenga dolores de vientre o cólicos, se puede utilizar el aceite de anís, friccionando el vientre de niños o adultos por unos minutos, esto calmará los dolores. También en casos de dolores de cabeza puede utilizarse el mismo aceite friccionando las sienes con las yemas de los dedos mojadas en aceite de anís.

Es aconsejada también para calmar los nervios y la ansiedad, gracias a sus propiedades sedantes, para fortalecer los nervios y obtener mejores rendimientos intelectuales.

Se puede preparar una infusión de semillas de anís, el cual se prepara echando una cucharadita de semillas en una taza y agregando agua hirviendo, se deja reposar, endulzar a gusto y beber. Esto **ayuda a liberar tensiones y rejuvenece interiormente.**

ARANDANO O CRANBERRY

El té de arándano se usa para ayudar a prevenir y retrasar la progresión de la enfermedad de las **encías o gingivitis.** Mantener las encías sanas es vital para la salud en general, debido a muchas enfermedades están relacionadas con la higiene bucal. El consumo regular del té fortalece las encías y ayuda a combatir las bacterias y otras sustancias tóxicas que atacan a la boca.

El té de arándano se sabe que **refuerza el sistema inmunológico.** Evita las enfermedades por los poderosos antioxidantes.

El té de arándano puede utilizarse para curar las **infecciones del tracto urinario** a través de su capacidad para filtrar el sistema y tratar las infecciones en los mismos. El uso continuado del té permite una mejor defensa ante las recurrencias de la infección.

Los arándanos están llenos de vitaminas y minerales esenciales que el cuerpo necesita a diario. Contienen altas cantidades de potasio y vitamina C, que son cruciales para ayudar al cuerpo a defenderse contra las enfermedades. También contienen fibra dietética que el cuerpo utiliza para mantener la regularidad digestiva.

El té de arándano **ayuda a proteger los ojos** de las toxinas dañinas y las fuerzas externas a través de su uso continuado. Las potentes propiedades anti-bacterianas del arándano ayudan a formar una defensa contra las enfermedades degenerativas que se puedan producir cuando el ojo se deja sin protección.

El té de arándano ayuda **a limpiar los riñones** de las toxinas dañinas. Ayuda en las funciones diarias de los riñones por los que los protege de los radicales libres y las posibles bacterias que causan enfermedades que pueden afectar a los órganos.

El té de arándano tiene algunos beneficios para **bajar de peso** también. El arándano contiene ácidos orgánicos que en realidad carcomen a los depósitos de grasa, y lavan el sistema. El consumo regular del té en la combinación de una dieta saludable puede resultar pérdida de peso y un cuerpo saludable en general.

BLANCO (TE BLANCO)

El té blanco, prácticamente desconocido hasta ahora, es lo último y más novedoso en el mundo del té. Se produce principalmente en China, en las altas montañas de la provincia de Fujian, cuidando hasta el más mínimo detalle de su producción.

El té blanco ha sido descubierto recientemente como el antioxidante más potente de la naturaleza, es 100% más eficaz que el té verde porque contiene tres veces más polifenoles; un potente antioxidante presente en todos los tipos de té y muy conocidos **por aumentar las defensas del organismo** y **neutralizar la actividad de los radicales libres.**

Los radicales libres causan una oxidación de las células que, en ocasiones, pueden provocar **cáncer**. Gracias a estos polifenoles se neutraliza la acción de los radicales libres.

Por otro lado, **el té blanco es capaz de proteger la producción de lípidos 10 veces mejor que el té verde.** Además este té por sí solo es bastante más eficaz que la vitamina C y la vitamina E juntas.

Se dice que el té blanco es el más fino y saludable de los tés.

Reduce el riesgo de enfermedades cardiovasculares, baja el riesgo de padecer cáncer, previene los infartos, disminuye los niveles de colesterol en la sangre, sobretodo la lipoproteína de baja densidad (LDL), protege la dentadura de las caries.

El poder antioxidante del té en muchos casos es superior a la de las frutas y verduras. **Previene infecciones, combate la fatiga.**

Estimula las defensas y el funcionamiento mental, evita el paso del azúcar a la sangre.

Bebida natural que no engorda, no contienen azúcar ni calorías, sabor agradable.

El auténtico té no contiene conservantes ni colorantes por lo que su consumo no está contraindicado en ningún caso (salvo casos puntuales de alergia). Además el té blanco es el que menos cafeína contiene, la mitad que el té verde. Es decir puedes convertirlo en un sustituto del café mucho más relajante.

Es el antioxidante más potente de la naturaleza 100% más eficaz en la lucha contra el **envejecimiento.** Es mucho más eficaz contra **el envejecimiento celular** que el té verde, incluso 14 veces más potente que un vaso de jugo de naranja.

El té blanco protege nuestro corazón, ayuda a prevenir infartos y regula la presión sanguínea.

El té blanco es una medida natural de **intentar combatir el cáncer.** Debido al potentísimo efecto antioxidante del Te Blanco, ha sido comprobado su potencial en la protección de nuestra piel en contra de las células dañinas y el cáncer. Protege contra las mutaciones del ADN (etapas primeras del cáncer) así como de la célula Langerhans, generada en la piel expuesta al sol, que permite evitar **el cáncer de piel** al crear una barrera a modo de escudo inmunológico. Asimismo los polifenoles del té, parecen bloquear la formación **de tumores malignos en la piel** actuando tras la permanencia prolongada de la misma al sol.

Junto a su poder adelgazante, el té blanco **acelera el metabolismo,** favoreciendo la **reducción de grasa corporal y colesterol.**
Depurador, desintoxicante, estimula también las secreciones digestivas, con lo **que facilita la digestión** de los alimentos grasos.

BOLDO

El boldo es un árbol nativo de Chile. El uso más común del té de boldo es para **limpiar el hígado.** El boldo tiene propiedades que ayudan **a limpiar la sangre cuando los riñones o el hígado** no están funcionando bien. También ayuda a **eliminar la bilis que se ha acumulado en la vesícula biliar.** Otro beneficio es que **reduce la formación de cálculos y borra manchas en la cara** que se han formado por problemas hepáticos. **Estimulante del apetito, ayuda a hacer la digestión, es antiinflamatorio.** Bueno para el **estreñimiento.**

El té de boldo debe tomarse por la mañana, en ayunas, una hora antes de ingerir los alimentos.

PRECAUCION: No se debe tomar por un tiempo prolongado. Algunos recomiendan tomarlo por 9 días seguidos y descansar por lo menos tres semanas.

Contraindicaciones del té de boldo incluyen no usarse durante el embarazo. Tomado en mayor cantidad que la recomendada puede resultar en diarrea y en la disminución del deseo sexual. Evitar si se tienen problemas biliares, renales o en padecimientos serios del hígado

BORRAJA

Esta planta es diurética, depurativa, facilita la **expectoración, cura la tos** y es un excelente y eficaz sudorífero. Se utiliza para combatir las **calenturas ardientes y biliosas,** el **reumatismo, la fiebre, los resfriados, ardores de la orina, sarampión, pulmonía, viruela, bronquitis, herpes.** Es el remedio eficaz contra el **nerviosismo,** la **hipocondría, palpitaciones y otras alteraciones cardíacas.**

Mala circulación. ¿pies y manos frías? Una infusión con flores secas de la planta de borraja. Poner una taza de las flores en un litro de agua y tomar tres o cuatro tazas al día.

Para combatir la **fiebre, la pulmonía** y las **palpitaciones.** Hervir durante cinco minutos un puñado de hojas secas en un litro de agua, se cuela y tomar cinco tazas al día.

Para combatir el **reumatismo** poner **10** gramos de hojas de borraja en un litro de agua hirviendo. Colar y agregar miel. Beber tres tazas al día, antes del desayuno, comida y cena. Esta infusión puede ser utilizada para el tratamiento de enfermedades como la **cistitis, nefritis** y casos de **infecciones urinarias.**

Por otra parte, las semillas de la borraja tienen propiedades hipocolesterolemiantes, por lo cual ayudan a **reducir los niveles de colesterol** en la sangre. Debido a la propiedad diurética, la borraja es recomendable de utilizar para las personas que deseen **bajar de peso.**

Los aceites que se extraen de las semillas de la borraja, tienen propiedades que sirven para **dilatar las venas y favorecer la circulación de la sangre,** por lo cual resultan útiles para aquellas personas que presentan casos de **presión arterial alta** de manera frecuente.

Con las flores de la borraja se puede preparar una infusión con excelentes propiedades demulcentes, las cuales pueden ser utilizadas para aliviar los efectos de varias enfermedades respiratorios. Esta infusión es útil para **tratar la irritación en la garganta** producto de la tos.

Artritis, dermatitis, diarrea, problemas cardiacos, inflamación, menopausia, tensión premenstrual, estrés, en el acné y para desvanecer manchas y cicatrices.

TOXICIDAD / PRECAUCIONES: Toxicidad: Media. En su uso oral, no utilizar de forma prolongada, ni en personas con problemas del hígado.

Utilizar de forma oral sólo productos de las semillas, pues la parte aérea contiene sustancias tóxicas.

DOSIS GENERAL:) Extracto Líquido de hoja, ½ a 1 cucharadita al día.

<u>CALENDULA</u>

Para la **gripe, resfriado y catarros** : Con el fin de provocar sudoración excesiva que permita superar la gripe será recomendable realizar un té de caléndula. Para la preparación se agrega entre 8 y 12 cucharaditas de hojas de caléndula a 1 litro de agua y se deja hervir por 10 minutos. Luego de dejarla reposar se cuela y se toman dos tazas al día. Se puede endulzar con miel.

Ayuda a eliminar **callos y verrugas,** triturando hojas frescas y aplicándolas directamente.

Hacer gárgaras con la infusión de flores de caléndula ya fría, es de gran ayuda para paliar molestias de la **garganta, amígdalas inflamadas, ulceras y herpes en la boca.**

En caso de padecer de **dolores de estómago, cólicos o calambres** será recomendable hacer un té de 1 cucharadita de hojas secas en 1 taza de agua hirviendo, taparlo y esperar unos minutos. Tomar dos o tres vasos al día por un período máximo de dos semanas.

Para el tratamiento de problemas de **lombrices intestinales, vaginitis, cortadas menores, quemaduras solares, raspones, dolor de oídos, infecciones en el oído:** Aplicar, de ser posible mediante un spray, el resultado de cocer unos 200 g de flores secas de caléndula en un litro de agua hasta que el agua reduzca aproximadamente al 70%. Actúa como desinfectante, emoliente y calmante. En el caso de dolor o infección en el oído, aplicar unas gotas de este preparado varias veces al día, actúa como anestésico ligero y desinfectante.

CANELA

En la composición de la canela destaca la presencia de vitamina C, vitamina B1, hierro, potasio, calcio y fósforo, por lo que, aunque se consume en escasas cantidades debido a su intenso sabor, nos brinda un conjunto de vitaminas y minerales esenciales para nuestro cuerpo.

Modera el consumo de canela en postres y dulces porque puede provocar llagas y úlceras en la boca, así como sensación de ardor. La canela puede triplicar la actividad de la insulina, obteniendo un procesamiento más efectivo de los azúcares. Inclúyela en tu dieta si tienes alto el azúcar. Alto contenido en hierro hace que la canela ayude a evitar la **anemia ferropénica** o anemia por falta de hierro. Debido a la cantidad de hierro que aporta este condimento, hace que este sea un alimento recomendado para **personas que practican deportes** intensos ya que estas personas tienen un gran desgaste de este mineral. Tomar canela, al estar entre los alimentos ricos en fibra, ayuda a favorecer el tránsito intestinal. Incluir alimentos con fibra en la dieta, como este condimento, también ayuda a **controlar la obesidad.** Además es recomendable para mejorar el control de la glucemia en personas **con diabetes, reducir el colesterol y prevenir el cáncer de colon.**

Para adelgazar: En las mañanas, media hora antes del desayuno y antes de ir a dormir, beber una taza de agua previamente hervida con miel y canela. Si se bebe regularmente, reduce el peso de hasta la persona más obesa. También, el beber la mezcla regularmente no permite a las grasas acumularse en el cuerpo aun si la persona lleva una dieta alta en calorías.

Ingredientes:
1/2 cucharadita de canela en polvo 1 cucharadita de miel 1 taza

grande de agua hirviendo. **Preparación:** Mezclar la canela y la miel en una taza y hacer una pasta. Agregar el agua hirviendo y dejar reposar tapado unos minutos. Revolver la mezcla y filtrar o colar. Tomar la mitad de esta bebida en ayunas y la otra mitad antes de ir a dormir.

Uno de los mayores beneficios de la canela es su utilización en pacientes con **diabetes tipo 2**. El consumo de canela, sobre todo en ayunas y luego de las comidas, ayuda a reducir los niveles de glucosa en sangre, gracias a su compuesto B1 cinnamtannin. Estudios realizados han demostrado que este compuesto estimula los receptores de insulina e inhibe una enzima que los inactiva, aumentando de esta manera la capacidad de las células para el uso de la glucosa.

El sistema digestivo también se ve favorecido por los beneficios de la canela. Algunos de sus componentes como la fibra dietética, hierro y calcio, adhieren a las sales biliares y ayuda a eliminarlas del cuerpo; estas sales biliares pueden ser perjudiciales para el colon si no se eliminan correctamente.

La canela ayuda a regular el ritmo intestinal, por lo que es posible utilizarla tanto como **antidiarreico,** como para tratar problemas de **colon irritable.**

La canela ayuda a detener las **náuseas y vómitos,** por lo tanto es **ideal para que las embarazadas** la consuman, sobre todo en el primer trimestre de embarazo, donde las náuseas pueden ser muy molestas.

La canela también abre el apetito, disminuye la **aerofagia y la acidez.** Una buena medida ante una **gripe, resfriado** o cualquier afección respiratoria es agregar unos gramos de canela al té o directamente preparar una infusión o té de canela y jengibre fresco. En estos estados la canela **ayuda a bajar la fiebre, reducir la tos y levantar el ánimo.** A su vez las propiedades antibacterianas y antiinflamatorias ayudan a salir con mayor rapidez de estos cuadros.

Se ha comprobado que ayuda a **reducir el nivel de colesterol** y por lo tanto previene problemas cardíacos y arteriosclerosis. El consumo regular de canela ayuda a estimular las **funciones cerebrales,** sobre todo en adultos mayores.

La canela también funciona como un potente anticoagulante, es decir que impide que las plaquetas de la sangre se acumulen más de lo que deberían hacerlo en niveles normales. Esta propiedad la convierte en un **efectivo tónico para las mujeres en su período de menstruación**, ya que favorece a que esta baje **con menos dolores.**

CASCARA SAGRADA

La corteza de la cáscara sagrada es utilizada tradicionalmente para **mejorar la digestión y ayudar a limpiar el colon.**

Es un **purgante** eficaz, que usado en dosis adecuadas, resulta bien tolerado por el organismo. Produce una efectiva acción laxante no irritante para el aparato digestivo. Utilizado como tónico amargo, aumenta el apetito.

El consumo de cáscara sagrada no influye en la pérdida de grasa corporal, tan solo está demostrado su efecto **laxante.** El valor de la cáscara sagrada como laxante es claro para aliviar el **estreñimiento** cuando es consumida correctamente y en dosis seguras. Sin embargo, las indicaciones médicas adicionales no han sido justificadas y se sabe poco acerca de los beneficios extras de esta hierba.

Precauciones: A pesar de que la cáscara sagrada es considerada uno de los mejores laxantes, no conviene abusar de su consumo. Por su naturaleza de laxante purgante, el tratamiento con cáscara sagrada debe ser realizado durante un período breve. No conviene prolongar el tratamiento más de 8 o 10 días y se recomienda realizarlo bajo control médico.

Los principios activos de la cáscara sagrada se excretan por la bilis, la saliva, la orina y la leche materna, por lo que no se recomienda el uso de este laxante durante el período de lactancia ya que le puede provocar diarrea al bebé.

Está contraindicada para tratar la diarrea en numerosos casos: niños menores de seis años; obstrucción intestinal; menstruación; estados inflamatorios intestinales o uterinos; cistitis; hemorroides;

insuficiencia hepática, renal o cardíaca; y en casos de personas que están realizando tratamientos con cardiotónicos.

<u>CEBOLLA MORADA</u>

Contiene nutrientes esenciales tales como; fósforo, zinc, potasio, calcio y vitamina C, todos ellos preventivos de enfermedades, al intervenir en la regulación de los distintos sistemas orgánicos.

Ricas en **flavonoides,** fitonutrientes muy **beneficioso para la salud cardiovascular,** el **té de cebolla morada representa un aliado del corazón,** al ser muy ricas en antocianinas y quercitina, dos compuestos que pueden prevenir enfermedades tan graves como **el cáncer.**

Los beneficios saludables de las cebolla son milenarios, llegando a nuestra época con más vigencia que nunca, algo que avalan los últimos estudios científicos en todo el mundo, ya que sus fitonutrientes desempeñan un papel importante sobre la salud humana, especialmente los antioxidantes y los compuestos azufrados, que se encuentran en mayor proporción en la variedad de cebollas moradas.

La cebolla es una de los mejores antibióticos naturales, por sus contenidos ricos en azufre.

Son numerosos los estudios que han encontrado en los compuestos azufrados y en la quercetina del té de cebolla morada propiedades beneficiosas para tratar enfermedades tales como el **asma, sinusitis, congestión sanguínea, hipertensión arterial, desequilibrios del colesterol, arteriosclerosis, regulación de los niveles de azúcar en sangre (diabetes).**

Para obtener beneficios de la cebolla morada se puede consumir cruda en ensaladas o preparar té con esta cebolla y beber este líquido que tiene excelente cualidades medicinales.

Aspirar el olor de la cebolla también es una solución altamente eficaz para **reducir la congestión** y **la inflamación de la alergia al polen.** Durante la primavera también es importante mantener las **defensas altas,** por eso aumenta la ingesta de alimentos ricos en **vitamina C** como las frutas cítricas.

TE DE CEBOLLA

Ingredientes:

1 cebolla mediana, pelada y partida en dos (preferiblemente roja)
4 tazas de agua
4 limones grandes partidos en mitades
8 cucharadas de miel
1 raja de canela o 1 cucharadita de canela en polvo

Preparación:

Poner a hervir en una cacerola pequeña a fuego mediano el agua, la cebolla y la canela por 25 minutos.

Pasado el tiempo, retirar del fuego y colar. Agregar entonces, la miel y el jugo de 2 limones. Servir en las tazas con la mitad del limón al lado. Da para 4 tazas.

CILANTRO

El té de cilantro es una infusión que posee muchas propiedades medicinales. El té se debe preparar con las hojas de esta planta. Debido a que el cilantro tiene propiedades depurativas y diuréticas, el consumo de esta infusión puede **ayudar a bajar de peso.**

El cilantro es conocido en muchas zonas del planeta por sus propiedades culinarias, sin embargo, no se conocen mucho las propiedades medicinales que posee.

El té de cilantro es muy fácil de realizar, para su preparación sólo necesitamos los siguientes ingredientes:

- Un puño de cilantro
- 1/2 litro de agua
- Miel(opcional)

La forma más simple de realizar el té de cilantro, es hirviendo el agua y agregarle las hojas. Esto se deja reposar por unos 2 minutos y está listo para ser bebido.

El cilantro ayuda a **eliminar gases acumulados en el tubo digestivo**, por lo cual es bueno para **tratar la hinchazón producto de flatulencia** o meteorismo. Además ayuda a **mejorar la digestión**. También tiene propiedades que ayudan a **desintoxicar el organismo**. Por otra parte tiene componentes que ayudan a **reducir el colesterol**, debido a esto, el té de cilantro puede servir para reducir el peso corporal y **adelgazar de manera natural**.

CLAVO

El té de clavo de olor específicamente ofrece diversos beneficios para la salud. Mezclado con otras hierbas como el jengibre y la canela potencia mucho más sus propiedades. Es conocido como un poderoso remedio para combatir los hongos que causan **infecciones vaginales**, en especial las llamadas **cándidas**. La oleorresina contenida en esta especia es la sustancia activa que sirve como agente medicinal. Ayuda a lubricar las vías digestivas y a curar las **diarreas.**

Reduce los problemas digestivos, como **ardores en el estómago o flatulencias,** un buen remedio es tomar una infusión de clavo de olor, pues posee una sustancia llamada eugenol que favorece su curación.

Puede usarse como un **enjuague bucal,** el consumo regular puede **prevenir formación de placas y aliviar dolor de encías.** Haciendo un té concentrado puede utilizarse también para el **dolor de muelas.** El **aceite de clavo** es un ingrediente importante de enjuagues bucales y cremas dentales.

En los países asiáticos se utiliza como **afrodisíaco** un té preparado con clavo de olor, jengibre y canela pues favorece la excitación. El consumo frecuente de té de clavo de olor **retrasa o hace lento el proceso de envejecimiento** ya que contiene propiedades antioxidantes que ayudan a eliminar muchos síntomas propios de la edad.

Ayuda a **acelerar el metabolismo, aumentando la quema de grasa corporal**. La naturaleza provee maravillas para ayudar al ser humano a mantenerse saludable. Aprovechar las propiedades de los clavos de olor parece ser una excelente opción para la estabilidad del cuerpo, y lo más importante es que su versatilidad le permite ser incorporado a las comidas de muchas formas, siendo el té una de estas. El aceite esencial de clavo **alivia el dolor de cabeza. Favorece la digestión** y reduce los trastornos digestivos **como la acidez y flatulencia.**

Los **clavos** son utilizados para tratar enfermedades **como la sarna, el cólera, la malaria y la tuberculosis.**

El aceite de clavo y su olor (como en el té de clavo) son muy útiles en el tratamiento del **resfriado, tos, asma y sinusitis. También son buenos en el tratamiento de la bronquitis, congestión nasal y el pecho.**

Los beneficios para la salud antisépticos de ayudarles a **tratar las heridas y contusiones.** Son buenos para el tratamiento de las **infecciones por hongos y otros.** El aceite de clavo es un buen remedio casero para deshacerse **de la infección de la piel.**

El Eugene y los antioxidantes en esta especia reducen la formación de coágulos sanguíneos y la inflamación. Otro de los beneficios para la salud es que controla los niveles de azúcar en la sangre. Por lo tanto, esta especia es muy útil para los **diabéticos.** El aceite de clavo ayuda a reducir **los dolores reumáticos y artríticos.** El clavo promueve la salud **cardiovascular.**

El olor del aceite de clavo y del clavo son importantes para reducir el **estrés.** Trabaja como un calmante para el estrés, mejora el estado de **depresión y ansiedad.** Son muy útiles para el **tratamiento del insomnio.**

Los dientes de clavo son buenos para el sistema excretor. Esta antigua especia puede reducir el **ansia por el alcohol.**

Como preparar té de clavo:
1 cucharada de clavos por una taza de agua. Hervir el agua y los clavos por 3 minutos y dejarlo reposar un rato tapado y después colarlo y beberlo.

Precaución: Su consumo está contraindicado en mujeres embarazadas y lactantes, y en niños menores de 6 años.

DOSIS GENERAL:) 1.3 g de polvo al día. En té, 1 a 2 cucharaditas de hierba seca al día. En dolor de muelas dar masaje con aceite esencial en el lugar afectado de la encía, pero cuidando de no tragar el aceite.

COLA DE CABALLO

La cola de caballo es muy rica en silíceo, su presencia normal en el organismo garantiza la salud y reparación de los tejidos; su deficiencia ha sido relacionada con alteraciones en los dientes y huesos, y una baja resistencia física.

Infecciones de las vías urinarias y los riñones. Eliminación de cálculos de riñones. Empleada en enfermedades en que interesa activar la función de los **riñones,** en afecciones del **estómago, menstruaciones excesivas, hemorroides sangrantes** y **vómitos de sangre por tuberculosis pulmonar.** Aplicada en compresas sobre las **mamas da firmeza y elasticidad,** complementando el tratamiento con la ingestión de la infusión.

Es una de las plantas más diuréticas que hay, por lo que se utiliza en caso de **ácido úrico alto,** en enfermedades reumáticas como la **artritis o la gota, para la cistitis y para eliminar la celulitis.**

La cola de caballo es un **gran remineralizante, útil para reponerse de la fatiga, lesiones, convalecencias o de un mayor esfuerzo físico.** Buena parte de sus propiedades medicinales se deben a su riqueza en silicio o sílice. La planta contiene un alto porcentaje de distintas formas de esta sustancia, como el silicato, un mineral que está presente en muy poca cantidad en el cuerpo humano, pero resulta vital porque **fortalece la regeneración de los tejidos.**

Se utiliza en casos de **obesidad, hidropesía, cálculos renales, problemas de próstata, anemia, para detener las hemorragias, para mantener el cabello en buen estado, para mantener las uñas fuertes,** fortalece en gran medida **los huesos y tendones** (los recupera) después de una lesión, debido a que fortalece la estructura del colágeno.

Por su alto contenido en potasio, mineral que **ayuda a regular el ritmo cardíaco y favorece la eliminación de líquidos acumulados**, es útil en la prevención de **la osteoporosis** y ayuda a sanar problemas articulares como **reumatismo y artritis.**

Externamente sirve para: dermatitis, úlceras bucales, eccemas, orzuelos, conjuntivitis, vaginitis, hemorragias nasales. Aplicada directamente sobre la piel para **curar heridas.**

Precaución: Efectos Secundarios: La cola de caballo tomada durante un tiempo prolongado o en dosis superiores a las normales puede causar toxicidad, siendo los principales síntomas de una intoxicación nerviosismo, dolor de cabeza, pérdida de apetito, hipotensión y arritmias. El uso prolongado de cola de caballo junto con alcohol puede disminuir los valores de tiamina en el organismo. Debido a sus efectos diuréticos puede provocar una descompensación de la tensión, agravar problemas del corazón o disminuir el contenido de potasio en el organismo.

No se aconseja tomar preparados de cola de caballo durante un tiempo prolongado, ni a personas que padezcan de problemas de riñón o de diabetes. Tampoco deben tomarlo personas que habitualmente beban alcohol o que tengan bajos los niveles de potasio.

Su uso está contraindicado en mujeres embarazadas o lactantes, y no debe administrarse a bebés o a niños.

Te para la próstata

Para realizar esta infusión basta con añadir una cucharadita o dos de la planta por cada taza de agua que vayas a preparar. Pon el agua a calentar, y cuando empiece a hervir añade la cola de caballo y retira del fuego. Deja reposar la infusión tapada durante 10 o 15 minutos, y fíltrala a continuación para separar las hierbas.

Nota: Ten en cuenta que los expertos aconsejan evitar el consumo durante más de seis semanas consecutivas, ya que la planta podría irritar el tracto digestivo.

Te para el riñón y celulitis

Debe prepararse una infusión de cola de caballo 5 gramos de cola de caballo seca y 1/2 litro de agua. En un recipiente se coloca la planta triturada y se vierte el agua hirviendo y se deja en reposo durante 15 minutos. Se filtra y endulza al gusto. Tomar por las noches 1 taza.

Receta para combatir las otras enfermedades:

Coloca dos cucharadas colmadas de la hierba en un litro de agua.

Deja hervir durante 10 minutos, apagando el fuego y dejando reposar otros 15 y después colar.

Bebe unos dos o tres vasos distribuidos durante el día.

COMINO

Vitamina A, C y E. terpenos, flavonoides, aldehído cumínico.

Estos nutrientes son los que brindan al comino las propiedades medicinales en general y adelgazantes en particular.

Además de ser utilizado como especie, el comino también puede consumirse a través de otras preparaciones como es el té o infusión. De esta forma podrás obtener todos estos beneficios.

Té de comino **para adelgazar:**

Poner una cucharada pequeña de comino por cada taza de té.
Hierve por 5 minutos. Deja reposar otros 5 minutos, cuela y bebe.
Se sugiere beber una taza de té de comino luego de cada comida.
Puedes beber de 1 a 3 tazas de infusión diarias.

Los principales usos medicinales de la planta de comino están relacionados con sus propiedades diuréticas, ya que actúa estimulando la función renal con lo cual genera un aumento en la eliminación de líquidos del organismo. El comino resulta ser muy apropiado para tratar enfermedades que requieran aumentar la expulsión de sustancias liquidas del cuerpo, como las **cistitis** y las **infecciones urinarias**. De esta misma forma, el comino resulta útil para tratar **cálculos renales** y problemas en la **vejiga**. Debido a que aumenta la eliminación de líquidos es bueno para tratar casos de **retención de líquidos** y enfermedad de **gota**. Gracias a su propiedad diurética, el comino también es utilizado como un **adelgazante natural**.

Por las propiedades carminativas que presenta el comino resulta útil para tratar casos de **flatulencia** y meteorismo, ya que actúa favoreciendo la eliminación de los gases acumulados en el tubo digestivo. Mejora la **digestión** gracias a que optimiza la **metabolización** de los distintos nutrientes que contienen los alimentos.

Actúa como **desinflamante** natural, reduciendo la **hinchazón abdominal**. Reduce la producción de gases. Es antioxidante, por lo tanto estimula el gasto metabólico a expensas del tejido graso, destruyéndolo para obtener energía. Esto se logra gracias a los **flavonoides** y **terpenos** que contiene. La planta de comino resulta ser muy útil para tratar o reducir los **espasmos gastrointestinales**, esto es debido a las propiedades antiespasmódicas que presenta esta planta. Además, el comino es utilizado para tratar cuadros de **diarrea,** tanto en niños como en adultos.

En resumen, está especialmente indicado en problemas de **inapetencia, digestiones lentas, espasmos gastrointestinales, problemas menstruales** y **parasitosis intestinal**. Asimismo, aumenta la **lactancia** y reduce **náuseas** durante el embarazo.

CUACHALALATE

Úlceras gástricas; colitis; cicatrizante; antiinflamatoria; cura algunas picaduras de insectos. Estudios científicos recientes señalan que la corteza del cuachalalate produce ácido masticadienónico, que **combate el cáncer estomacal.**

Tal vez por su efecto astringente, la corteza de cuachalalate se emplea en algunos problemas de la sangre y de la **circulación.** La gente le atribuye un efecto purificador y desintoxicante sanguíneo, además de curar las **várices y úlceras varicosas.**

Para los **fuegos y úlceras de la boca,** hacer buches con la infusión de la corteza. De manera similar al uso vulgar del encino, el cuachalalate se prepara en cocimiento con unos 50 gr. de corteza para endurecer las **encías.** Para los **dolores de muelas y contra la estomatitis.**

En México se toma la infusión de la corteza de cuachalalate junto con árnica para el tratamiento de la inflamación del estómago, la **gastritis crónica y de la úlcera gástrica.** Popularmente se emplea además para **aliviar dolores gástricos y para limpiar el estómago.** El cocimiento se ha utilizado en el tratamiento vulgar del **cáncer de estómago.** Se recomienda el extracto simple para el tratamiento del **cáncer del tubo digestivo.**

Es muy eficaz para el **cáncer de intestinos y la tifoidea, Infecciones.**

Se recomienda tradicionalmente contra la **fiebre tifoidea, el paludismo, las fiebres intermitentes, la calentura y la gangrena.**

Afecciones urinarias: Para las afecciones de **los riñones** se bebe diariamente y durante 20 o 30 días, el cocimiento de la corteza de cuachalalate.

Heridas, granos y enfermedades de la piel: El cuachalalate es un magnífico **cicatrizante**. Para el tratamiento de **las heridas externas, heridas antiguas, y llagas**, se emplea la infusión de la corteza para lavar la herida. Durante la revolución mexicana, los guerrilleros zapatistas en el Estado de Morelos, utilizaron el polvo del cuachalalate para tratar las heridas de bala o de arma blanca. Los granos se curan bebiendo del cocimiento o aplicación de la goma blanca o la resina de la corteza, de la misma forma se pueden atender las **llagas cutáneas, tumores o cáncer de la piel, para la caída del cabello y manchas en la piel.**

Enfermedades de la mujer: Para los **granos de los genitales**. El cocimiento de la corteza se utiliza también para lavados vaginales en los casos de vaginitis, flujos vaginales, frío, fiebre puerperal, infecciones de la matriz o de los ovarios. El extracto simple se emplea para el tratamiento de los **quistes de ovario y del útero.**

El cocimiento de la corteza de cuachalalate se emplea también en diversos padecimientos del **hígado y vesícula**. Para las enfermedades del **riñón, incluyendo dolor e inflamación**, se ingiere, el cocimiento de cuachalalate, tres veces al día.

La corteza en cocimiento hasta pintar el agua, se toma para en caso de **afecciones respiratorias, catarros, tos, inflamación de anginas, resfriados, y tuberculosis**. Para la **tos y las afecciones pulmonares**, se hierve la cáscara, hasta que pinte el agua, se endulza y se toma cuatro veces al día, el tiempo necesario o se toma como agua de uso.

Se reconoce en el cuachalalate un efecto analgésico, popularmente se utiliza para **aliviar el dolor de cintura, cabeza, espalda o pulmones, hernia, reuma o punzada.**

En el tratamiento de las **úlceras** también se administra como agua de uso un macerado acuoso de la corteza, hasta que el agua tome color.

Se usa para aliviar afecciones respiratorias, **tos, inflamación de las anginas, resfriados, tuberculosis y enfermedades pulmonares.** Para esta última, se hierve la cáscara, hasta que pinte el agua, y se toma endulzada cuatro veces al día, el tiempo que sea necesario o se bebe como agua de uso.

En enfermedades **del riñón, incluyendo dolor e inflamación,** se ingiere tres veces al día la cocción de la corteza.

CHAYA

La chaya tiene fama de prevenir o atenuar muchas enfermedades.

De esta manera, hemos seleccionado los efectos que más se resaltan en las crónicas realizadas y que tienen un soporte científico: Muy eficaz contra el **cansancio y la fatiga.**

Útil en el tratamiento de la **ateroesclerosis.**

Efecto diurético y **laxante.** Permite tener una dieta menos rica en carbohidratos, por lo que se aconseja para las personas que deseen bajar de peso. Mejora la función hepática e intestinal. Nos da calcio y favorece a nuestros huesos.

Previene la tos, mejora nuestra vista, desinfecta y descongestiona los pulmones, mejora la función cerebral, ayuda contra la artritis.

Existen referencias de que **ayuda a disolver los cálculos renales.**

Posibilidad intrigante de que atenúa y **detiene la aparición de las canas.**

Propicia la disminución del **colesterol en** la sangre, por lo que pudiera ser recomendada para las personas que padecen **trastornos cardiovasculares.**

Ayuda al **endurecimiento de las uñas** y en otras dolencias óseas por su alto contenido de calcio.

Se recomienda para todas las enfermedades asociadas a las carencias de vitaminas y minerales (**polineuritis, escorbuto, alteraciones del hígado, trastornos de la tiroides, cefalea, irritabilidad, inestabilidad emocional, problemas de la piel, disfunciones gastrointestinales, impotencia sexual, esterilidad, anemia y afectaciones del sistema inmunológico).**

RECETA DEL TE DE CHAYA 10 hojas de chaya 4 tazas de agua Hervir las hojas de chaya y tomarlo preferentemente frio con una cucharada de miel o solo.

DAMIANA

Es una planta tradicionalmente conocida por sus propiedades afrodisiacas y antidepresivas, se tiene registro sobre su uso como tonificante y estimulante, contra los mareos y pérdida del equilibrio Toxicidad: Precaución: No utilizar durante el embarazo. En caso de diabetes, utilizar con precaución.

DOSIS GENERAL: Infusión, 1-2 cucharaditas por taza, 3 veces/día. Extracto seco en cápsulas de 100 a 300 mg 1 a 2 veces al día. En Depresión, Tintura 30 gotas en agua 3 veces al día.

Entre los nutrientes que nos ofrece vamos a destacar el ácido ascórbico, los minerales, entre los que encontramos el hierro, el cromo, el cobalto y el zinc. Junto a esto la damiana nos brinda otros beneficios como los taninos, semejantes a los de la uva, la cafeína, la fibra que nos ayudará a mantener nuestro organismo en perfectas condiciones, así como la clorofila y vitaminas como las del grupo de vitamina B. Entre esto hay que destacar los aceites esenciales que tan beneficiosos son para el buen mantenimiento celular del organismo.

La damiana se tiene constancia que se usaba en las antiguas culturas precolombinas. Por ejemplo los mayas las utilizaban para mejorar la salud general del organismo, pero sobre todo por su **acción afrodisíaca**. De ahí que se la conociera durante tiempo como la planta de la pasión, ya **que mejora la potencia sexual y la frigidez**, debido a que es un potente vasodilatador que nos ayudará a despertar el deseo y mantener la fortaleza física para la realización del acto sexual.

Pero no solo sus efectos se quedan ahí, sino que nos ayudará a aumentar el número de espermatozoides y la calidad de los mismos, así como en el caso de las **mujeres ayudará a regular la**

menstruación y mantener un aparato reproductor en perfecto estado. Otra función es la que tiene sobre el sistema nervioso, pues es un potente estimulador del mismo, lo que nos ayuda a despertar más los sentidos y conseguir unas mayores y mejores sensaciones.

Sus efectos estimulantes actúan en casos **de decaimiento, de desgano, e incluso en cuadros depresivos.** De ahí que sea una planta recomendada en estos estados para activar la estimulación del cuerpo y de nuestro estado de ánimo. Pero no solo sus efectos son a nivel nervioso, sino que hay que tener en cuenta su alto poder diurético y drenante, que nos ayudará a mantener un perfecto estado de la salud. A esto hay que sumar su aporte de fibra, que nos ayudará a **evitar el estreñimiento.**

Este efecto drenante nos ayudará a evitar **los cálculos renales** y a mejorar el estado de los mismos en el caso de padecerlos. Además hay que sumar su efecto expectorante que nos servirá en los casos de **infecciones respiratorias.** Por ello debemos echar mano de la damiana que podemos consumir en infusión que conseguiremos en herbolarios y tiendas especializadas.

El té de damiana se prepara con las hojas y los tallos de la planta, descartando las flores y las raíces por su sabor desagradable. Para obtener los efectos de la damiana se debe hacer el té remojando las hojas y tallos por lo menos durante quince minutos, así extraeremos todas las propiedades medicinales que posee.

Hay que tener en cuenta que se deben tomar entre dos y cuatro tazas diarias de esta infusión si queremos obtener algunos de los efectos que produce en nuestro cuerpo.

Puede ser de ayuda para combatir algunos problemas digestivos como la **dispepsia nerviosa o la indigestión.**

En algunos casos puede ser útil para tratar el **asma** aliviando los síntomas o en caso de un ataque de asma así como para el tratamiento de la **bronquitis y otras enfermedades respiratorias.**

Produce una disminución del nivel de azúcar en la sangre con la ventaja que esto supone en enfermedades como la **diabetes**. Los altos niveles de azúcar en la sangre también pueden traernos **problemas de sobrepeso** y en general no es bueno para la salud.

Asimismo se sabe que el té de damiana ayuda a balancear el **sistema hormonal femenino** siendo de gran ayuda para cualquier tipo de desorden menstrual, es bueno para todo el aparato reproductivo femenino en general.

DIENTE DE LEON

Trastornos hepáticos, **infecciones vías urinarias, anemia**. Diurético, purificador de la sangre y activador de la secreción de la **bilis**.

Recomendada para: Mal funcionamiento **del hígado, piedras en riñones y vejiga, problemas biliares, indigestión, gases, falta de apetito, bronquitis, pulmonía, problemas respiratorios, infecciones en el tracto urinario.**

DOSIS GENERAL: Té: 3-4 g. de hierba en agua hirviendo, reposar 15 minutos, tomar 2 tazas al día. Extracto seco (4:1), 0.75 a 1 g al día. Extracto líquido, 60-80 gotas al día.

Ha sido siempre considerado como un buen aliado para alguno de los problemas del hígado, ya que es **muy depurativo** , además de utilizarse para la **falta de apetito**, las **molestias estomacales**, los gases, para algunos de los problemas de los riñones, el **dolor de las articulaciones**, los **dolores musculares**, el **eczema** y para los **moretones**.

El diente de león tiene **propiedades diuréticas, depurativas, laxantes, colagogas** (produce la secreción de bilis), **antirreumáticas, tónicas, cicatrizantes, antibiliosas y hepatoprotectoras.**

Aparte de los beneficios que proporciona por sus propiedades curativas, cabe mencionar que con sus raíces puede elaborarse un sustituto del café, sin los efectos negativos de éste, y con casi todas las propiedades medicinales de la planta.

Además, también puede usarse como ingrediente culinario en ensaladas (las hojas) o como condimento (las flores).

Se utiliza **para tratar la anemia** por su alto contenido en hierro.

Se utiliza para casos de **obesidad, colesterol y edemas** por sus propiedades diuréticas y protectoras del hígado y la bilis.

Es empleado para aliviar el **estreñimiento** por sus propiedades laxantes suaves.

Se utiliza para el tratamiento de **llagas, heridas** e incluso **morados** por sus propiedades cicatrizantes.

Contraindicaciones: Los tallos frescos pueden provocar intoxicaciones en niños. Puede producir obstrucción de las vías biliares, así que en personas con cálculos biliares habrá que extremar la precaución en su uso.

La tintura del diente de león contiene (como es común en las tinturas) altos niveles de alcohol, por lo que no se recomienda durante el embarazo y la lactancia en cantidades mayores a las encontradas en los alimentos.

Los efectos secundarios que se reportan más comúnmente son la **alergia en la piel, eczema e incremento de la sensibilidad al sol después de un contacto directo.**

Tradicionalmente se ha informado de la aparición de síntomas gastrointestinales, entre los que se incluyen malestar estomacal, diarrea y acidez.

EPAZOTE

Estudios científicos recientes señalan que contiene melilótosido y 5 compuestos más contra **diarreas y parásitos unicelulares similares a la amiba.**

Dolores estomacales, parásitos. Para **eliminar los parásitos (siempre mayores de 12 años)**, deberá prepararse una infusión agregando una cucharadita de epazote fresco en un vaso de agua hirviendo. Dejar reposar 1 minuto, colar y beber en seguida lo más caliente que se pueda. Se le debe dar al niño en ayunas y durante 3 días seguidos. Se debe evitar la infusión muy concentrada.

Tiene **propiedades digestivas** lo cual lo convierte en un excelente aperitivo, y digestivo, es una planta compañero en la preparación de platillos de todo tipo.

Se usaba en la antigüedad para curar trastornos nerviosos como la **histeria** o el **nerviosismo excesivo.**

Sus hojas tienen propiedades **anti-flatulencia(contra gases).**

Se utiliza para tratar la diarrea y la indigestión.

Se ha empleado para tratar **padecimientos del pecho y de las vías respiratorias.** Era apreciado en la antigüedad por las personas que trabajaban encerradas por largos periodos en las minas. El epazote les ayudaba a limpiar las vías respiratorias.

Sus hojas machacadas se han utilizado y utilizan **sobre la piel como desinflamante,** en especial se aplica en erupciones causadas por **picaduras de insectos** y para calmar la irritación.

Es un muy efectivo **suavizante natural de la piel**. Se puede machacar un poco y mezclar con **yogurt natural**, luego, aplicar sobre la piel seca o deteriorada. También puede usarse en mascarillas sobre el cuero cabelludo para evitar la resequedad.

Se ha utilizado para tratamientos **adelgazantes en personas muy obesas.**

Señalan que el empleo del epazote crudo, en té o en agua, es un remedio de uso ancestral para eliminar los parásitos.

DOSIS: infusión: 15-20 gr de hojas y flores por cada litro de agua. Como tónico estomacal, una taza después de cada comida. Como antihemíntico, se toma una taza por la mañana en ayunas o antes de dormir por tres días. Administrar un laxante después de cada toma de epazote, para favorecer la expulsión.

PRECAUCIONES: No sobrepasar las dosis indicadas, porque sería tóxico. Pero hay que tener cuidado, pues ingerido en exceso puede causar graves daños a la salud, tanto en niños como en adultos, que van desde náuseas, vómitos, e intenso dolor abdominal y de cabeza hasta trastornos neurológicos con crisis convulsivas, parálisis y, en casos extremos, coma, advierten.

El aceite de la planta y la raíz no deben ser utilizadas para ningún tipo de tratamiento y aun en pequeñas cantidades pueden resultar muy tóxicas.

ESTAFIATE

Digestivo, vermífugo, hepatoestimulante, indigestión, tifoidea, lombrices, diarrea.

Toxicidad: Suave. Utilizar por períodos menores a un mes. No en embarazo. No mezclar con alcohol.

DOSIS GENERAL: Infusión, 1 cucharada de hierba por taza de agua. Tomar de 1 a 3 tazas al día por 1 a 3 días.

Usos medicinales: Antiguamente se empleaba para aliviar los dolores que provienen del frío o la flatulencia, para curar **los cólicos** y se consideraba favorable al pecho.

También se empleaba contra la **debilidad de las manos, lastimaduras en los pies y contra el cansancio.**

Las hojas y el tallo en té se utilizan **para curar el empacho, las amibas, diarrea, juntar la bilis, piedras en riñón, cólicos, inflamación de la pleura, resfriados, bronquitis, influenza, fiebre, reumas, disentería, menstruación irregular, trastornos postparto y estimula el apetito.**

A los adultos se da a tomar la infusión de la planta mezclada con un poco de carbonato cuando se tiene **empacho.**

Son múltiples los padecimientos que conciernen al aparato digestivo y para los cuales el estafiate se emplea frecuentemente. En el caso de **diarreas**, se ingiere el cocimiento sólo o mezclado con otras plantas como hierbabuena, menta, manzanilla, aguacate, guayaba, entre otras.

Cuando hay **parásitos intestinales,** beber el cocimiento del estafiate sólo o acompañado de epazote, ajenjo o con hierbabuena, en ayunas.

Es la planta de la mujer o, mejor dicho, para la mujer. **Regula el ciclo menstrual, estimula la menstruación y calma los dolores posteriores al parto.**

Partes consumidas: tallos, hojas y flores. Se emplean frescas y secas.
Desparasitante general, antiséptico, indicado en casos de **fiebres** en general.
Digestivo. Excelente para **limpiar hígado y vesícula biliar.**

Modo de empleo: Siendo una planta con fuertes principios no conviene tomarla más de seis días seguidos. Descansando otros seis días y volviendo a tomarla otros seis días.

Preparación del té:

Té con dos cucharadas por litro de agua. No hervir la planta (cuando hierva el agua apague y eche la planta).

De la misma manera se recomienda en casos de **disentería y resfrío de estómago.**

EUCALIPTO

Recomendada para: Tos, gripa, inflamación de membranas mucosas, sinusitis, anginas, neumonía, asma, catarro, bronquitis, garganta irritada, resfriados. Toxicidad: baja. No ingerir el aceite esencial. No si hay: Inflamación gastrointestinal, biliar, o algún padecimiento serio del hígado. No aplicar aceite esencial en la cara. Puede reducir el efecto de medicamentos. No en niños pequeños. No ingerir aceite esencial sin supervisión profesional.

DOSIS GENERAL: En té, 1 a 2 cucharaditas de hoja seca por taza, 1 vez al día. Infusión, 2-3 g/taza agua 2 veces al día. Extracto líquido 40 a 60 gotas 2 veces al día. Inhalado, agregar unas gotas de aceite en agua caliente o en vaporizador.

Alivia la sequedad. En champús y cremas de enjuague a base de eucalipto, **alivia la resequedad y picazón del cuero cabelludo.** Gracias al poderoso aroma balsámico de sus hojas, otorga sensaciones reconfortantes y de relax. Además, estimula los sentidos y **despeja la mente.**

El té de eucalipto (3 cucharaditas de hojas en 1/4 litro de agua) reduce la formación de mucus en los bronquios y hace más fluidas las secreciones. Además, ayuda a **combatir la tos y los estados febriles**, por sus propiedades balsámicas y estimulantes.

Es broncodilatador (dilata y **relaja los bronquios** para permitir el correcto flujo de aire). En uso externo, es cicatrizante de heridas y enfermedades de la piel como **eczemas.**

Expectorante: El aceite diluido en uso interno, posee propiedad expectorante (elimina el exceso de mucus de las vías respiratorias), y **alivia afecciones de garganta y laringe;** además de ser un antiséptico de las vías respiratorias. En esta modalidad, se puede combinar también con tila y manzanilla. Disminuye los problemas relacionados con la **alergia al polen**.

Para diabéticos: Sus hojas en infusión ayudan a reducir el azúcar en la sangre. Se recomienda utilizarlo sin excesos, no más de una taza de infusión al día.

Tanto la decocción de las hojas como el aceite esencial, expulsan **parásitos intestinales.** El aceite esencial, se utiliza en el tratamiento de infecciones por **piojos**.

Ayuda a combatir o **prevenir infecciones, inhibiendo el crecimiento y la reproducción de bacterias, hongos y virus** que las ocasionan. Se deben tomar una a dos gotas de aceite esencial dos veces al día como antiséptico de **vías urinarias.**

Afecciones musculares y esqueléticas: Como relajante y analgésico. Para afecciones musculares se hacen fricciones con cuatro gotas de aceite esencial en 100 de aceite de almendras dulces. Se debe friccionar dos veces al día en las zonas afectadas.

Para purificar: Cinco gotas de aceite en un **difusor destruirán gérmenes y bacterias e impedirán su propagación.**

Para **heridas y abscesos**: El fuerte efecto germicida del aceite de eucalipto ayuda a sanar heridas, **quemaduras, ulceras y picaduras de insectos**. Verter unas gotas y cubrir la zona afectada.

Para mejorar la sauna: Para aumentar el efecto desintoxicante de la sauna, se pueden poner tres gotas de aceite en un cucharón con agua y derramarlas en las piedras calientes.

Para crear bienestar: Unas gotas de aceite de eucalipto con aceite para masaje, refrescan tanto la mente como el cuerpo. Se recomienda aplicar este aceite en los puntos de pulso.

Para suprimir la **tos: Para soltar la flema y aliviar los pulmones,** se puede poner en el pecho una compresa con aceite de eucalipto y aceite para masaje.

Para la **fatiga mental**: El aceite de eucalipto estimula el sistema nervioso y promueve la concentración. Combinado con aceite de limón en un difusor aromático, es ideal para el agotamiento mental y la apatía. Usar cuatro gotas de aceite de eucalipto y dos gotas de aceite de limón.

Nota: El uso excesivo de este aceite irrita la piel. Sólo usar las cantidades recomendadas y mantener el aceite fuera del alcance de los niños menores de 6 años.

¿Cómo hacer las preparaciones?

Infusiones o te: La infusión se prepara con 10 gramos de hojas secas por litro de agua. Indicación: Para afecciones de **las vías respiratorias y urinarias,** se deben beber tres o cuatro tazas de infusión por día.

Baños de vapor: Se preparan con 20 gramos de hojas secas por litro de agua. Así, se puede realizar un excelente baño de vapor para pecho y cabeza. En un recipiente con agua hirviendo, se echan las hojas de eucalipto, y luego -con el pecho desnudo, el enfermo pone la cara sobre el recipiente para aspirar el vapor. Indicación: Se debe realizar un baño de vapor al día para **descongestionar el aparato respiratorio**.

Gárgaras y lavados nasales: La misma proporción empleada en los baños de vapor (20 gramos por litro) sirve para gárgaras en caso de afecciones de **garganta.** También para lavados nasales en caso de **resfríos**. Indicación: Gárgaras tres veces al día. Lavados nasales con perilla de goma: dos veces al día.

Para hacer inhalaciones: Se vierten sobre un litro de agua hirviendo, 20 gramos de hojas, que pueden ser sustituidas por 20 ml de extracto fluido.

Para uso tópico: Se aplica la tintura o el ungüento directamente sobre la zona dañada dos o tres veces al día. Se preparan baños con la tintura, añadiendo a 10 litros de agua, 20 ml de extracto fluido de eucalipto. Indicación: Para **faringitis, aftas.**

Para la gripe: Se preparan 40 gramos de hojas secas en un litro de agua hirviendo, se filtra y se endulza con miel de abejas. Beber tres o cuatro veces al día.

Contraindicaciones del eucalipto.

Debido a su aceite esencial, que puede reducir el efecto de otros medicamentos, está contraindicado en caso de inflamaciones gastrointestinales, de las vías biliares o insuficiencia hepática.

Su uso no está aconsejado durante el embarazo y la lactancia.

Efectos Secundarios del eucalipto.

El eucalipto puede producir reacciones adversas en casos especiales. Estas pueden ser digestivas (náuseas, vómitos o diarreas) o neurológicas / psicológicas.

Puede ser neurotóxico por acelerar el metabolismo hepático de algunos anestésicos, analgésicos y tranquilizantes.

Su aceite esencial no puede ser aplicado directamente sobre la cara de niños pequeños o lactantes. Se considera que la ingestión de 30 ml de su aceite esencial es letal. Los síntomas tóxicos son rápidos: dolor abdominal, vómitos espontáneos, problemas respiratorios, depresión respiratoria, taquicardia, convulsiones y delirio.

FLOR DE AZAHAR

Flores de Azahar o Azahar. Las flores del naranjo (el azahar), son antiespasmódicas, sedantes y ligeramente somníferas. Se utiliza **como tranquilizante de nervios, cólicos, dolor de oídos e irritaciones cutáneas.**

Su principal uso medicinal es para **calmar los nervios.** El tratamiento consiste en cocer la flor y tomarlo como agua de uso; también se emplea para **agruras, amibas, bilis, diarrea, disentería, vómito, tifoidea y dolor de estómago.**

En afecciones como **tos, gripa, dolor e infección de garganta y ronquera**, se toma la infusión de flor de azahar como agua de uso el fruto con miel o la cáscara del limón con canela. Se usa el jugo de limón, que es una de las partes más utilizadas, para el buen funcionamiento del **riñón y para tratar manchas en la piel.** Otros padecimientos tratados con el fruto son **diabetes, problemas hepáticos, conjuntivitis y fiebre.**

FRAMBUESA O RASPBERRY

Las frambuesas proporcionan altos niveles de vitaminas y otros nutrientes y son deliciosas. Los beneficios han sido de interés desde la época de Jesús. Contienen un poderoso antioxidante conocido como ácido elagico.

Son conocidas para ayudar a reducir la **inflamación y aliviar el dolor asociado con la gota, artritis** y otras condiciones inflamatorias de conjuntos debido a la presencia de antocianinas, el químico que les da su color rojo. Tomar un té de frambuesas rojas u hojas de frambuesas rojas tres veces al día pueden hacer una diferencia en la cantidad de anti inflamatorias medicamentos necesarios para reducir el dolor en estas condiciones.

Receta del té: Combinar 1 onza seca de frambuesas y hojas en 1 litro de agua hirviendo, reposar por 15 minutos, beberla fría o caliente.

Las propiedades antioxidantes que se encuentran en la frambuesa roja ayudan a proteger las membranas celulares del daño de los radicales libres. El ácido elagico no es el único antioxidante que se encuentra en las frambuesas. Estas diminutas frutas contienen también quercitin y anthrocyanins, que contribuyen a su capacidad para ofrecer protección contra **bacterias y hongos** en el sistema, ayudando a reducir los brotes **de infecciones vaginales y la enfermedad del intestino irritable**.

La Universidad de Carolina del sur de Hollings Cáncer Center, mostro que el cuerpo absorbe fácilmente el ácido elagico, que contribuye a la muerte celular en ciertos tipos de cáncer. **Los canceres que observo para ser más fácilmente afectados fueron: esófago, lengua, pulmón, cáncer de colon, hígado, piel y mama.**

Altos en vitamina c y ácido galico, así como otros fitonutrientes ayudan a proteger **el corazón y los sistemas circulatorio** y ralentizar el avance de la edad relacionados con las enfermedades. **Disminuye los síntomas premenstruales y regula la menstruación**. Alivia los síntomas de **la menopausia**. Ayuda a la mujer **a producir más leche materna**. Ayuda a bajar los niveles de azúcar en la sangre, por lo que puede ser beneficioso para personas **diabéticas**.

En su uso externo el té de frambuesa sirve: Para aliviar **lesiones en la boca** (enjuague bucal). Para aliviar el **dolor de garganta** (gárgaras). Para **combatir el acné** (en compresas).

GINSENG

En cuanto a su contenido vitamínico, el Ginseng aporta vitaminas del grupo B, vitamina C, aceites esenciales. Estrógenos y aminoácidos por destacar algunos.

Es un poderoso antioxidante que **retarda el envejecimiento celular y mejora la elasticidad de la piel.** Fortalece el **sistema inmunológico.** Es un efectivo control de la **hipertensión arterial.** Fortalece y tonifica el sistema circulatorio, cardiovascular y pulmonar.

El Ginseng previene la arteriosclerosis y los problemas vasculares. Muy aconsejable en la convalecencia.
Disminuye los niveles de **colesterol** malo (LDL) y triglicéridos (TAG**), previniendo infartos.**

Aumenta la irrigación cerebral, con lo que acelera la agilidad mental y previene las **enfermedades cerebrales degenerativas como la senilidad y la trombosis.**
Tiene efectos afrodisíacos, incrementa la potencia sexual.
Estimula la regeneración celular.

Fantástico tónico reconstituyente a nivel muscular. **Combate el cansancio físico y mental.** Incrementa la producción de glóbulos rojos previniendo **anemias.**

El Ginseng refuerza la actividad cerebral, aumentando la capacidad de concentración, la memoria y la libido.
Permite controlar la **diabetes,** al disminuir el nivel de azúcar en la sangre. Combate de manera eficaz **el estrés y el insomnio.** Descongestiona el aparato digestivo y protege las **funciones hepáticas.**

Acelera la eliminación de toxinas y protege contra las radiaciones que producen el cáncer.

Aumenta la atención, **ayuda a los procesos de concentración, ideal para estudiantes, y agiliza la actividad mental.**

IMPORTANTE: Su consumo excesivo, durante periodos prolongados, puede provocar efectos secundarios tales como ansiedad, nerviosismo, taquicardia, insomnio, dolores estomacales, migraña, síndromes febriles o tensión muscular.

El Ginseng está disponible en distintas formas, como, por ejemplo, té, cápsulas, extractos, tabletas, raíces, chicle, cigarrillos, caramelos y en forma de jarabe líquido.

Cómo preparar una infusión con raíz de Ginseng.

Colocar una o dos **raíces secas de Ginseng** cortadas en trocitos, lo más pequeños posibles, en una cacerola con tapa y poner a hervir en 1 litro de agua, cuando rompa el hervor dejar a fuego lento durante 45 minutos.

Hay que evitar levantar la tapa del recipiente demasiadas veces, con el objeto de **no dejar escapar la esencia del Ginseng.** Finalmente colar y beber la infusión dentro de dos horas.

Los trozos retirados de Ginseng ahora estarán hinchados y puede comerse uno o dos, el resto se guarda para volver a cocer hasta tres veces porque no reduce los efectos de manera alguna.

El consumo recomendado es de una a dos tazas de té por día.

Nota: El ginseng debe cocinarse en una cacerola de barro o de porcelana. Nunca deben usarse cacerolas de hierro o aluminio, porque el metal daña sus propiedades medicinales.

GINGKO BILOBA

Este extracto es uno de los productos **antienvejecimiento** más importantes y efectivos debido a tres razones:

La principal y más conocida característica del ginkgo biloba es su capacidad de mejorar la **circulación sanguínea,** con la edad el organismo va perdiendo su habilidad para irrigar los tejidos, sobre todo del cerebro, llegando a producir isquemias cerebrales. Las consecuencias son bien conocidas: **pérdida de memoria, confusión, cansancio, depresión, ansiedad, e**tc., puede aminorar los síntomas de insuficiencia cerebral, estimulando la sangre mediante la contracción de los vasos para irrigar los tejidos ávidos de oxigeno del cerebro, corazón y extremidades. Esto consigue entre otras cosas, revertir la **falta de memoria y disminuir el dolor muscular.** Hay estudios que demuestran que el ginkgo biloba inhibe también la formación de coágulos sanguíneos que causan **ataques cardiacos o apoplejías.**

El ginkgo biloba es un antioxidante tanto o más potente incluso que la vitamina E. La lucha contra los radicales libres la realiza bloqueando la destructiva oxidación de las membranas celulares y restaurando la integridad de las membranas tras el ataque de los radicales. Los principios activos que realizan la función de antioxidantes son dos flavonoides: Miricetina y quercetina.

Otra función del ginkgo biloba es mejorar la habilidad para recibir señales de los neuro-transmisores, sobre todo de la serotonina, que se va perdiendo con la edad, con lo que se consigue mejorar la transmisión nerviosa. Al mejorar la transmisión nerviosa se favorece también la respuesta muscular. Además de su acción **antienvejecimiento,** el ginkgo biloba se utiliza generalmente como tónico, sobre todo en casos de **fatiga o de cansancio;** es muy útil en épocas de intensa actividad en las que tenemos la sensación típica de agotamiento.

Otros usos dignos de mencionar son su efectividad en el tratamiento del **asma, alergias, resfriados y dolores de cabeza.** Los efectos del ginkgo biloba se producen por sus principios activos: los Flavonoides y los Terpenoides.

La dosis diaria recomendada es de 80 - 120 Mg/día. Los resultados se observan a partir de las seis semanas de comenzar el tratamiento. Su uso a largo plazo no tiene efectos secundarios, de hecho es una sustancia totalmente segura.

A menudo se usa el ginkgo para los trastornos de memoria que ocurren por ejemplo en la enfermedad de **Alzheimer.** También se usa para aquellos trastornos que parecen ser el resultado de bajo flujo sanguíneo en el cerebro, especialmente en las personas de más edad. Estos trastornos **incluyen pérdida de la memoria, dolor de cabeza, zumbido de oídos, vértigo, dificultad para concentrarse, cambios de humor, y trastornos auditivos.** Algunas personas lo usan para otros problemas relacionados con un menor flujo de sangre en el cuerpo, incluyendo el **dolor de piernas al caminar** (claudicación) y **el síndrome de Raynaud (una respuesta dolorosa al frío, especialmente en los dedos de las manos y de los pies).**

La hoja del ginkgo también se usa para los trastornos cognitivos relacionados con la enfermedad **de Lyme y la depresión.** Algunas personas usan el ginkgo para el tratamiento de problemas de **rendimiento sexual.**

El ginkgo ha sido probado para tratar problemas a los **ojos como el glaucoma,** la **enfermedad a los ojos producida por la diabetes y la degeneración macular** senil.

El ginkgo biloba es una de las especies de árboles más antigua en el mundo. Los árboles de ginkgo pueden vivir hasta mil años. El uso del ginkgo para **el asma y la bronquitis** fue descrito en el año 2600 AC.

Precaución: El ginkgo interactúa con muchos medicamentos. Antes de tomarlo, converse con su proveedor de salud médica si está tomando algún medicamento.

Las semillas de ginkgo contienen sustancias que pueden **matar las bacterias y hongos que causan infecciones en el cuerpo**. Las semillas también contienen una toxina que puede causar efectos secundarios como convulsiones y pérdida del conocimiento.

Preparación:

Dos cucharitas de té de hojas de ginkgo biloba en agua caliente, dejar reposar unos minutos tapando y colarlo.

GOBERNADORA

Estas son las principales propiedades de la planta gobernadora:

Buena acción renal: Uno de los usos más difundidos de la gobernadora dentro del espectro de la medicina natural es para mejorar la acción renal. De hecho, se estima que consumir sus infusiones (se recomienda que nunca llegue a hervir, ya que es muy fuerte) puede ir bien contra **cálculos en los riñones y la vejiga.** Además, también funcionaría bien contra la cistitis y problemas de similar índole.

Contra **inflamaciones y dolores**: Una de las maneras más habituales de preparar la gobernadora es en forma de cataplasmas para aliviar diferentes tipos de dolencias. Al parecer, funciona bien contra el **reuma** y dolores relacionados con lo óseo y lo muscular. Incluso se la suele emplear en forma externa para las **hemorroides.**

Otros beneficios: La gobernadora también se emplea como digestiva, para **anemias, catarros** y problemas respiratorios y muchas otras cosas más. No por nada es una de las plantas medicinales más valoradas en México y alrededores.

La infusión de las hojas de manera natural se utiliza para curar **reumas, cálculos de la vesícula y renales**, así como casos de **dermatitis, hepatitis y como un antiséptico.**

También la utilizaban para el tratamiento de enfermedades **gástricas y tuberculosis.**

GORDOLOBO

Las hojas gruesas y suaves del Gordolobo se usan para **tratar enfermedades respiratorias**, habiéndose demostrado su excelente capacidad para disminuir y controlar la congestión promotora de la **tos** (antitúsico) ayudando a **limpiar los pulmones,** siendo esta propiedad medicinal la más conocida y que hizo de la planta uno de los **remedios caseros** más utilizados en las épocas invernales para el **tratamiento de la gripe.**

Las flores de gordolobo también proporcionan un efecto calmante y emoliente utilizado para la limpieza y el **tratamiento de la piel**, ya que un lavado realizado con la infusión de sus flores es un **tratamiento eficaz para las heridas** o raspones leves.

Una infusión con flores de Gordolobo y aceite de oliva representa un remedio tradicional utilizado por la medicina natural para **tratar los dolores de oído**, que no impliquen una ruptura del tímpano, debido a que ésta es una condición mucho más grave y requiere de la intervención profesional.

Añadir cera de abejas al aceite de infusión mencionado proporciona un bálsamo ideal para el **tratamiento y cuidado de la piel del bebé**, en la delicada área del pañal que puede beneficiarse con una ligera capa de este bálsamo natural.

La raíz de gordolobo **trata las afecciones del tracto urinario** ya que su poder anti-inflamatorio es de gran alcance, controlando el dolor en problemas como **la cistitis,** además la raíz en polvo es utilizada para la elaboración de cremas o ungüentos destinados al **tratamiento de las hemorroides**, así como para el **tratamiento del dolor de muelas.**

Consejo: Los pequeños pelos en las hojas pueden ser irritantes, por lo cual como cualquier té debe ser filtrado con mucho cuidado para evitar este problema.

Los beneficios medicinales de una planta con virtudes ideales en caso de **inflamación y dolor de garganta,** ayudando a su vez por sus beneficios **expectorantes.**

El gordolobo es una de las plantas medicinales más conocidas desde un punto de vista medicinal y terapéutico, gracias especialmente a sus **beneficios expectorantes,** lo que desde antaño le ha convertido en una planta ideal en caso **de gripe y resfriado.**

No en vano, entre sus principales **virtudes medicinales para la garganta** nos encontramos con sus beneficios demulcentes y antiinflamatorios, ideales en caso de **inflamación de garganta,** porque ayudan a reducirla naturalmente.

Por ello es útil en caso de **resfriado común** y **gripe,** porque además de ser positiva para la garganta ayuda a **tonificando las mucosas respiratorias,** siendo adecuada a su vez para **estimular la expulsión de mucosidad.**

En caso de **sabañones (inflamaciones de la piel)** se recomienda utilizar un ungüento de **gordolobo** que se prepara cociendo sobre fuego lento 50g de aceite de oliva puro con 25g de la planta hasta que la parte líquida se evapore. Cuando la mezcla esté fría, filtrarla con una tela y estrujar las flores para que salga la mayor cantidad posible de líquido, con el que se debe frotar diariamente los sabañones. Este ungüento también se puede aplicar en las **hemorroides.**

Consejos para hacer té:

Añadir 2 cucharaditas de las hojas de gordolobo secos en un tazón y verter agua hirviendo para llenarlo, no se debe hervir con el agua.

Después cubrir con una tapa y deje el té reposar por 5 – 10 minutos. Cuele el té y beba inmediatamente.

Durante la preparación de té para el **asma** y el tratamiento de la tos en niños, puede agregar una pequeña cantidad de miel. Además, añadir unas gotas de jugo de limón fresco mejorará su sabor.

Además de hacer té de hierbas, las hojas secas de gordolobo pueden ser aplastadas y se utilizan para la terapia de inhalación. Por aquí, los componentes activos llegan a los pulmones directamente, y ayudar en la limpieza de la congestión del pecho y calmando los síntomas de irritación.

DOSIS GENERAL: Té, 3 a 4 cucharaditas de flor seca por taza de agua, una o dos veces al día. Extracto Líquido, ½ a 1 cucharadita al día. Tintura, 1/4 a 1 cucharadita tres o cuatro veces al día. Infusión, 1.5 a 2 g/taza agua, reposar 10-15 minutos, tomar 2 veces al día.

<u>HIERBABUENA</u>

Trastornos digestivos (cólicos, espasmos). Tiene las mismas propiedades que la menta piperita. **Es digestiva**. También se utiliza en las sopas. Los árabes la ponen generosamente en su té verde y como aperitivo de sus abundantes comidas.

Sistema digestivo: Estimulante gástrico (para quienes padecen **digestión lenta), aperitivo, cuando se presenta diarrea, vomito, nauseas, inflamación estomacal.**

Sistema biliar: Promueve el flujo biliar. (Para **inflamaciones del hígado y vesícula, gases intestinales).**

Otros: Ayuda en los **mareos** durante los viajes, favorece la sudoración en caso de **fiebre y gripe.**

La infusión de sus hojas favorece las digestiones. Del mismo modo, sirve para tratar problemas digestivos como espasmos, **la acidez, el estreñimiento y dolor de estómago, así como para tratar la indigestión.**

La hierbabuena está indicada **para mitigar el dolor**, ya que su principal componente, el mentol, actúa directamente sobre los nervios. Su uso tópico, como aceite, tiene efectos **relajantes, analgésicos y antiirritantes.**

Se puede mezclar con aceite de oliva para obtener un ungüento que puede ser utilizado para curar **pequeñas quemaduras, reducir los calambres musculares** y también como lubricante. Tiene propiedades estimulantes **y sedantes**, según el caso. Limita el nivel de testosterona en la sangre por sus propiedades antiandrogénicas.

Se puede utilizar también para la **gingivitis, los catarros y para los cólicos en los niños**, con excelentes resultados en todos los casos. Sirve para reducir la jaqueca de origen nervioso y en los estados de nerviosismo. Es muy recomendable para dietas de **adelgazamiento**, por lo que esta planta es una gran aliada de nuestra salud.

HINOJO

Las propiedades medicinales del hinojo se deben a algunos de sus **componentes**, entre los que encontramos antioxidantes, aminoácidos, ácidos grasos, vitaminas del complejo B, calcio, potasio, fósforo, magnesio, ácido fólico y molibdeno, entre otros.

Entre los múltiples beneficios del té de hinojo se cuentan:

Diurético natural. Desintoxicante. Estimulante.

Antiinflamatorio. Afrodisíaco. Digestivo: **elimina los cólicos, la distensión abdominal, dolor abdominal, estreñimiento, y síndrome de colon irritable.** Disminuye los síntomas del síndrome pre-menstrual. Disminuye los síntomas **de la gripe, tales como fiebre y dolor de garganta. Ayuda a bajar de peso. Mejora el sistema inmune.** Se puede utilizar de forma externa para tratar la **conjuntivitis.**

Comienza a tomar regularmente té de hinojo y verás cómo mejora rápidamente tu salud en general.

Contribución para la expulsión de **gases** que provocan dolores en el organismo, reducción **de hinchazón estomacal y flatulencias.** Posee importantes cantidades de folatos que intervienen directamente con la producción de anticuerpos tanto como de glóbulos rojos y blancos.

El potasio se encuentra en gran medida siendo fundamental en el correcto funcionamiento del sistema nervioso, ya sea en la transmisión o generación del mismo como también participa en la regulación de la actividad muscular.

Como preparar un té: **Ingredientes:** 1 litro de agua, 10 gr de raíz fresca de hinojo

Modo de preparar: Hierve el agua en una olla, agrega la raíz de hinojo y deja en el fuego durante 15 minutos, retira y sirve. Se sugiere: Beber 2 tazas al día.

El hinojo es digestivo, diurético, **reduce el colesterol** en la sangre, es antioxidante, **combate la anemia y es eficaz en casos de obesidad, retención de líquidos y enfermedades reumáticas**.

Precaución: Esta infusión en dosis muy altas puede provocar convulsiones.

JAMAICA

Trastornos del sistema nervioso. La jamaica es **antiparasitaria, diurética y ligeramente laxante. Ayuda al proceso digestivo y renal, es útil para bajar de peso y para controlar el grado de colesterol, reduce la tensión arterial.**

La Flor de Jamaica, tal cual se la conoce en Latinoamérica, suele denominársela también como Rosella. Es muy popular en la preparación de infusiones y zumos en varios países.

Se considera que esta flor preparada en forma de agua fresca o como té, podría llegar a ser muy beneficiosa **para perder peso.**

Estas propiedades medicinales se obtienen gracias a su contenido de antioxidantes.

Regula la producción de insulina por parte del páncreas.

Aumenta las defensas, combatiendo células tumorales.

La flor o rosa de jamaica tiene importantes cantidades de vitaminas (A, C, B1 y E), y minerales como el hierro, fósforo y calcio. La vitamina C contenida en la rosa de jamaica nos protege **del envejecimiento prematuro.**

Es excelente para combatir la resaca alcohólica. El agua de flor de jamaica es un buen antiséptico intestinal y **mejora la digestión.**

Cuando se toma en forma de té, alivia **el insomnio, los procesos gripales y las enfermedades eruptivas de la piel.**

El agua de flor de Jamaica **previene la ceguera nocturna, fortalece huesos y dientes.**

Es útil para combatir la **debilidad muscular.**

Previene y combate **infecciones respiratorias, anemia y fatiga.**

También **limpia el hígado y los riñones.**

Al aumentar la cantidad de orina excretada por el organismo, la flor de Jamaica ayuda a la limpieza interna, ya que **elimina toxinas** del cuerpo, y el exceso de agua con la consecuente disminución de peso.

En estudios médicos realizados se ha demostrado plenamente el 100% de efectividad del agua de flor de jamaica en el tratamiento preventivo de la **hipertensión. Disminuye el colesterol "malo"** hasta un 35%, **y los triglicéridos** hasta en un 19% en el 99% de las personas que tenían niveles muy altos de tales lípidos y que durante un año consumieron a discreción agua de flor de jamaica.

Todas estas propiedades permiten que al beber el té o agua de flor de Jamaica, se pueda obtener todos estos beneficios y favorecer al organismo de manera natural.

Si quieres beber el té de la flor de jamaica se sugiere prepararlo con 1 cucharada de flores secas por taza de agua hirviendo. Esta infusión se podría beber hasta 3 veces al día. En cambio si prefieres consumir las bolsitas de té de jamaica podrías utilizar una unidad por taza de agua. También puedes hacer agua fresca con la flor de Jamaica y tomar durante el día.

Asimismo, ten presente que existen otras formas de ingerir la flor de Jamaica, como por ejemplo la tintura o extracto fluido. La dosis sugerida es de 50 gotas de a 1 a 3 veces al día.

JAZMIN

El **té de jazmín** contiene muchas propiedades beneficiosas para la salud. En Oriente, especialmente en China, es el té que se consume a todas horas. Su amor por la cultura asiática, su tradicionalidad y a su vez, su amor a la vida y la pureza han hecho de estas hierbas y flores de jazmín un mito, rito y costumbre que ha cruzado todo tipo de fronteras. Algunos de los beneficios del té de jazmín son:

Combate el **estrés**. El té de jazmín contiene propiedades relajantes que ayudan a la **ansiedad y a relajar el organismo.**

Estimulo del apetito. Además protege contra la **gastritis y la pesadez de estómago**.

- **Propiedades diuréticas. Una taza ayuda a mantener el cuerpo caliente y elimina los líquidos.**
- **Regula la temperatura corporal.**

Las propiedades del jazmín, entre otras muchas son: antiespasmódico, **afrodisiaco,** antiséptico, antidepresivo. Es una de las flores, consideradas "rey" por su riqueza. El jazmín tiene efectos sobre el **sistema nervioso** y gracias a éstos, consigue regular otros niveles sensoriales y liberadores de tensión reforzando todo el sistema y el organismo humano.

Entre los otros muchos beneficios del té de jazmín tenemos su poder antiespasmódico en el útero que ayuda a reducir los **dolores menstruales**, un alivio para muchas mujeres que padecen estos dolores. Además, el jazmín contiene (igual que el ajo) ácido salicílico que resulta ideal para la **circulación de la sangre** y también para el cambio y purificación de la piel, así como para actuar a nivel hepáticos.

Sus propiedades sedantes lo convierten en aliado para **combatir el insomnio,** creando una sensación de tranquilidad y serenidad única.

Reducir y prevenir los **dolores de cabeza y las migrañas** gracias al ácido salicílico.

En cuanto a las propiedades medicinales del té de jazmín, en china se utiliza para: Curar **la tos, reumatismo** y otras enfermedades crónicas, como herramienta de defensa inmunitaria en los meses de frío y **activar el metabolismo** ya que actúa como coadyuvante.

JENGIBRE

Estomacal, antiinflamatorio general, antioxidante, estimulante de la circulación, antiséptico, mareos, indigestión, falta de apetito, náusea, malestar matutino, dispepsia, mareos, bronquitis, reumatismo, indigestión, infecciones intestinales, mala circulación en extremidades, alta presión, fiebre, resfriados, dolor muscular.

Toxicidad: muy baja. En exceso puede causar irritación gastrointestinal. **Con precaución** si hay cálculos biliares. **No en cálculos biliares. No en úlcera péptica.** No ingerir aceite esencial.

DOSIS GENERAL En polvo 0.25-1 g, 3 veces al día. Infusión, 0.25 a 1 g/taza agua 3 veces al día. Extracto Líquido (1:1) 5 a 20 gotas 3 veces al día. ½ cucharadita de extracto líquido al día. ½ a 1 cucharadita de tintura al día. **Para dolores (estómago, articulación, cabeza)**, aplicar en la piel la infusión en una toalla.

En Náusea, Infusión, 1 taza 3 veces al día.

Algunas de las propiedades que se atribuyen al jengibre y pudieron ser confirmadas gracias a diversos estudiados realizados por *University of Maryland Medical Center (UMMC)*, son:

Para síntomas como **vómitos, tos y distensión abdominal,** se recomienda el consumo del jengibre fresco.

Náuseas y vómitos durante el embarazo: Según una prueba realizada sobre 70 mujeres embarazadas, se comprobó que un gramo de jengibre por día, redujo de manera notable, los vómitos y náuseas propios del período de gestación.

Para molestias del embarazo y dolores estomacales, se recomienda el consumo del jengibre seco en polvo.

Vómitos y náuseas de la quimioterapia y luego de intervenciones quirúrgicas.

En base a una prueba realizada sobre 200 pacientes con **artritis de rodilla**, se comprobó que disminuyó su dolor y necesitaron una dosis menor de calmantes.

Precaución: Cuidado con el exceso: Se recomienda no consumir una dosis mayor a 4 gramos de jengibre por día, porque puede provocar irritación del tracto gastrointestinal y urinario.

También lo puedes usar en tu cocina.

Aparte de sus propiedades medicinales, debido a su interesante aroma y sabor, el jengibre es muy consumido en la gastronomía oriental y utilizado en preparaciones como:

Té bien caliente de raíz de jengibre rallado con miel y otro a las dos horas ayuda a los **resfríos.** Algunos consejos: hay que tomar el té cuando apenas inicia la enfermedad.

El secreto del jengibre es su gran aporte de selenio, el cual contribuye **a levantar el sistema inmunológico.** Es muy eficaz **contra mareos, reduce vómitos, es antibacteriano, estimula el páncreas, aumenta la producción de enzimas digestivas, acidez estomacal** y si bien es uno de los alimentos catalogados como seguros por la FDA, podría haber **una contraindicación** a consultar con el médico para quienes toman medicación anticoagulante, ya que tiene propiedades anticoagulantes naturales que podrían potenciarla.

Ingredientes para te:

1 o 2 cucharadas de miel pura

3 rodajas de raíz de jengibre de dos centímetros o un sobrecito de jengibre seco granulado.

½ naranja exprimida.

½ limón exprimido.

Instrucciones: Lavar y pelar un trozo de raíz y cortarle dos o tres rodajas y rallarlo. Colocarlos en la taza. Agregar el jugo de media naranja y medio limón. Poner agua al fuego y cuando hierve agregarla a la taza y taparla. Dejar la taza tapada unos diez minutos o más y servir.

Si le resulta muy picante pruebe hacer la infusión sin rayar el jengibre o simplemente agregue más agua caliente una vez listo.

LAUREL

Más utilizado en la antigüedad, actualmente se utiliza contra el **reumatismo** (aplicando su aceite en forma de friegas), para **facilitar las digestiones** (en forma de tisana de sus hojas) y como remedio **contra la fatiga. Nerviosismo, mareos, melancolía, tristezas, desgano, pánicos, debilidad corporal, falta de voluntad. Problemas de la vejiga, dolores de garganta, problemas pulmonares, parasitosis dérmica, reuma, artritis, parálisis, dolor de estómago, digestión lenta, stress, regulador menstrual, sordera.**

Hacer un té de laurel todos los días que estés con problemas de la **alergia al polen** y tomar dos o tres tazas durante el día, esto ayudara a reducir la **inflamación y molestias de las alergias.** Durante la primavera también es importante mantener las **defensas altas**, por eso aumenta la ingesta de alimentos ricos en **vitamina C** como las frutas cítricas.

En ciertas enfermedades dérmicas o de **articulaciones,** puede aplicarse una cataplasma sobre la zona afectada con un té tibio-caliente. Para preparar el té se colocan 10 gramos de hojas de laurel en un litro de agua. Se hierve por 3 o 5 minutos, se retira del fuego y se deja entibiar. Luego puede tomarse de 3 a 4 tazas por día.

El aceite de laurel puesto en fomentos, **alivia los problemas reumáticos y dolores óseos.** También es efectivo en casos de problemas dérmicos como por ejemplo la **sarna** y otras afines. Antiguamente se quemaba en las habitaciones de los enfermos, hojas de laurel y mirra para purificar el ambiente, pues su agradable alejaba los malos olores.

Para levantar el ánimo y fortalecer la voluntad, pueden colocarse 3 hojas de laurel en agua fría y dejarlas macerar por la noche. A la mañana, al levantarse puede beberse un poco del agua. Para **tratar**

problemas digestivos debemos añadir un par de hojas de laurel a las comidas o masticar tres hojas de laurel con el estómago vacío antes de las comidas principales. Ambos tratamientos se deben seguir durante un mes.

Las **infecciones en las encías, la pérdida de la voz o la ronquera** de la misma, pueden tratarse también con laurel, mediante gárgaras con agua hervida de las hojas. También es eficaz a la hora de **reducir la fiebre y los dolores de cabeza**, y da mayor energía al cuerpo, **despierta la mente, agudiza los sentidos y da claridad.** Se utiliza para tratar **la anorexia, las gripes y resfriados comunes, la bronquitis y enfermedades relacionadas con el sistema nervioso, el tracto digestivo e intestinal, los espasmos, el reumatismo crónico y las inflamaciones en la boca.**

Las infusiones o **te de laurel** son ideales para la **sinusitis,** ya que sus aceites volátiles posibilitan la descongestión mediante la **expulsión de los mocos.** También ayuda a curar la **resaca, la intoxicación o el envenenamiento,** pues al beber la infusión nos ayudará a vomitar y por ende, eliminar todo lo que ha provocado el daño.

Una infusión de laurel se hace con 10 hojas en una taza de agua hirviendo, se deja enfriar un poco y se bebe 3 veces al día.

El laurel macerado se prepara con 4 hojas y una cáscara de naranja que se colocan en 1 litro de agua durante cuatro horas.

Se puede utilizar en diferentes comidas, especialmente en arroz, vegetales, sopas, y algunos postres.

El laurel: también tiene un papel importante a la hora de evitar los problemas de acidez. Concretamente este vegetal lo que hace es aumentar las secreciones del estómago y fomentar los movimientos peristálticos, ayudando así a hacer la digestión mucho más rápido y de mejor manera. Pero no solo se queda en esto, sino que además interviene regulando la secreción de jugos gástricos, evitando así que se fomente la acidez, además de ayudar a proteger el estómago mucho más.

LAVANDA

La lavanda es útil a la hora de **combatir tanto la depresión como la ansiedad y el estrés, ayudando a relajar la mente.** Resulta interesante su aplicación en momentos de mayor tensión.

Por sus virtudes relajantes, ayuda también contra **el insomnio.**

Resulta interesante para tratar los dolores causados por la **artritis reumatoide, el dolor de oídos y la demencia.**

Puede ser consumida tanto en forma de infusión, como usada en aromaterapia a partir de sus aceites esenciales.

Uso externo: **dolores reumáticos, dolores lumbares, tortícolis, olor de cabeza, dolor de pies, desinfección y cicatrización de heridas y cortes, quemaduras, eccemas, psoriasis, picaduras, hematomas, sarna, caída del cabello, faringitis y laringitis, anginas, vaginitis, flujo vaginal, candidiasis.**

Uso interno: **bronquitis, gripe, resfriados, nerviosismo estomacal, insomnio, mareo en los viajes, ansiedad, hipertensión.**

La lavanda es un calmante natural para el sistema nervioso, actúa como analgésico, es un antibiótico efectivo, y tiene efectos antiespasmódicos, antisépticos, **cicatrizantes,** diuréticos, repelentes de insectos, **anti-migrañas,** emenagogos, hipotensores, parasíticos, sudoríficos, expectorantes y antirreumáticos.

También se emplea tanto en aromaterapia (tratamientos de la **ansiedad, inducción del sueño, reducción general del dolor, alivio temporal del dolor lumbar),** como en cosméticos, medicinas, baños, inhalaciones, evaporadores, incienso, masajes, compresas, y baños de asiento.

PRECAUCION: Efectos Secundarios de la lavanda: El aceite esencial de lavanda puede empeorar los síntomas de las personas que presentan problemas intestinales como colitis, enfermedad de Crohn o síndrome de intestino irritable, con la aparición de diarreas constantes, hinchazón e incluso sangre en las heces.

El aceite esencial de lavanda puede incrementar los ataques en personas con epilepsia o los temblores en personas que sufren de Parkinson.

Entre los principales síntomas que puede causar una alergia al aceite esencial de lavanda, se encuentran gases intestinales, diarrea, dolor de vientre, dermatitis, picor, ojos irritados, boca seca o con mucha saliva, dolor de cabeza, dolores musculares, dolores de espalda, estornudos, escalofríos, imposibilidad de concentrarse, palpitaciones, etc.

DOSIS GENERAL: Infusión 1-2 cucharaditas/taza, una vez al día. (JD) Tintura, ½ a 1 cucharadita al día. Té, 1-2 cucharaditas de flor seca por taza de agua, varias veces al día, particularmente durante la noche.

En Dolor de Cabeza: Dar masaje en las sienes con algunas gotas de aceite esencial.

<u>LIMON</u>

Para cólicos, sistema digestivo, dolor de estómago, bilis, cálculos, ictericia, sistema urinario, riñones, ácido úrico, cálculos renales, vejiga, nervios, insomnio, reumatismo, artritis, gota, neuralgia.

El limón es un fruto que posee muchas utilidades en medicina. Su **cáscara** contiene **sustancias beneficiosas para la salud**, tales como: Aceite esencial con d-limoneno. Citroneal. Felandreno.

Agua de Limón. Iniciar el día bebiendo medio vaso de agua tibia/caliente en la que se exprime el jugo de un limón. El agua limonada caliente ayuda al hígado, la vesícula, **riñones** y favorece una mejor función. Se recomienda hacerlo de diario como rutina.

Estas sustancias, sumadas a las ya conocidas **vitamina C, ácido cítrico, málico, fórmico, hesperidina, pectinas**, entre otras; son ideales para que pruebes preparar un **té de cáscara de limón** y obtengas beneficios de las **propiedades medicinales de su infusión.**

- Combate la **hinchazón intestinal**, disminuyendo la cantidad de gases.
- Favorece la **digestion estomacal**.
- Descongestiona el **hígado**.
- Es un **desintoxicante natural**.
- Favorece la alcalinidad de la sangre.
- Actúa como **astringente**.
- Es **antiséptico**.
- Elimina el **exceso de grasa de la piel**.
- Ayuda a **blanquear manchas en la piel**.
- Ayuda a mejorar **el mal aliento**.
- Blanquea los **dientes**.
- Ayuda a **aumentar las defensas** por su alto contenido en vitamina C, previniendo resfriados.

- Actúa sobre la **presión arterial**, ayudando a disminuirla.
- **Ayuda a adelgazar.**

RECETAS DEL TE

Primera receta:

Taza de agua
La cáscara de medio limón

En una taza de agua muy caliente poner medio limón (sólo la cáscara) dejar reposar 10 minutos y tomar 20 minutos antes de cada comida.

Segunda receta:

Ingredientes:
2 limones, 1 litro de agua y miel al gusto.

Poner a hervir solo la cáscara de 2 limones en el agua por unos 8-10 minutos, colarlo y agregar el jugo de los 2 limones y endulza con miel al gusto.

LINAZA

En la Linaza se encuentran todos los ácidos esenciales para el hombre perfectamente balanceados. La linaza y la cáscara de la semilla de linaza poseen una fuerte actividad antioxidante, contribuyendo además a la **regeneración celular.**

Junto a los tradicionales usos de la linaza para **tratar el estreñimiento crónico u ocasional**, es posible encontrar en la linaza múltiples beneficios en el control y prevención de niveles elevados de **colesterol LDL, enfermedades autoinmunes, problemas respiratorios y problemas en la presión y nivel arterial.**

La linaza también contribuye a evitar la **diverticulitis, gastritis, hemorroides, desequilibrios hormonales, colon irritable, dolor de garganta, estrés, soriasis y eczema, caída del pelo, problemas en la función visual (retina), apatía sexual, cansancio constante y debilidad.**

La semilla de linaza molida es excelente para **bajar de peso.** Pues elimina el colesterol. Ayuda a controlar la Obesidad y la Sensación innecesaria de apetito por contener grandes cantidades de fibra dietética. Si usted desea perder peso en forma rápida tome dos cucharadas soperas más de Linaza por las tardes.

Una de las maravillas de la LINAZA es que contiene una sustancia que se asemeja a la prostanglandina, la cual **regula la presión y función arterial y tiene un papel importante en el Metabolismo** del calcio y de la energía. Previene además la formación de coágulos sanguíneos y ataques, si se ingiere en una etapa temprana de la enfermedad modificando al mismo tiempo el estilo de vida con ejercicio y una dieta sana.

Se estima que la diabetes de adulto se debe en parte a una deficiencia de Ácido Linolénico (ALN) y a un exceso de grasas saturadas. El ALN puede también disminuir los requerimientos de insulina en el **diabético**, favoreciendo el consumo frecuente de Linaza, a el control de los niveles de azúcar en la sangre.

Se ha utilizado exitosamente el Aceite de Linaza en la prevención del **Cáncer,** tiene más de mil casos documentados. Las Ligninas de acuerdo a investigaciones científicas, luchan contra los químicos causantes de los Tumores Cancerosos y bloquean a los receptores de estrógeno, lo cual podría reducir el riesgo **de Cáncer de Colon, Cáncer de Pulmón, Cáncer de Próstata, Cáncer de Mama,** etc. Según el Dr. James Duke del Departamento de Agricultura de los Estados Unidos, la Linaza contiene 27 compuestos identificables como anticancerígenos.

El aceite de la Linaza es **un Afrodisiaco Natural.** La causa física más común de la **impotencia en los hombres y la frigidez en las mujeres** se debe al bloqueo de la circulación sanguínea en las arterias. La Linaza molida limpia las arterias y corrige algunos casos **de esterilidad, peligro de aborto** y tiende a **disminuir los bochornos de la menopausia.**

La ingestión de Linaza ayuda en el tratamiento de **estreñimiento (dificultad para evacuar) crónico, a los daños causados en el colon por hacer uso excesivo de laxantes, lubrica y regenera la flora intestinal, previene la formación de divertículos** (apéndices) en el trayecto del esófago o del intestino. Por su alto contenido en fibra la linaza en polvo puede ser una buena opción para personas que padecen de **diverticulosis.** Es importante señalar que no se debe comer la semilla de linaza entera ya que las semillas en general pueden empeorar la condición. Se puede tomar una cucharada de linaza en polvo dos veces al día, acompañada de mucha agua.

La linaza no se recomienda para personas que tengan trastornos de la sangre o que tengan obstrucciones intestinales.

El Ácido Linolénico (ALN) mejora las **inflamaciones de todo tipo**, principalmente las que tienen el sufijo itis, las cuales son: **Gastritis, Tendonitis, Colitis, Artritis, Nefritis, Bursitis, Prostatitis, Otitis**, etc. Así como también **Lupus,** considerado como una enfermedad inflamatoria. Uno de los más notables signos de una mejor salud por el consumo regular de la Linaza es el aumento progresivo de la **vitalidad y energía.** Es de utilidad para **los atletas** ya que hace que **los músculos se recuperen rápidamente del desgaste que ocasiona el ejercicio y también para quienes deseen reducir la grasa y tener un cuerpo esbelto y saludable.**

Al consumir con regularidad la semilla de Linaza usted notará como **su piel se suaviza, problemas de la piel como Psoriasis y Eczema dramáticamente** mejoran, puede ser usada como mascarilla facial para una limpieza profunda del **cutis y como jalea (gel) para fijar y nutrir el cabello.**

Mucha gente estima que el efecto más profundo del uso de la Linaza es la sensación de calma que la persona disfruta a pocas horas de ingerirla, es excelente **para personas que tienen un ritmo acelerado de vida o para quienes trabajan bajo presión o el estrés.**

Los ácidos grasos de la Linaza ayudan a los riñones a secretar sodio y agua. La retención de agua (edema) se da en **la hinchazón de los tobillos, algunas formas de obesidad, síndrome premenstrual, todas las etapas de cáncer y las enfermedades cardiovasculares.**

Los Ácidos Linolénicos provistos por la linaza son necesarios para la función visual (retina), la función adrenal (tensión nerviosa) y para la formación de esperma. A menudo son útiles en casos **de múltiple esclerosis. También en el caso de fibrosis cística; de esterilidad y aborto;** de mal funcionamiento glandular; en **cierto problemas de**

comportamiento (esquizofrenia, depresión, bipolar), alergias, adicciones a drogas o Alcohol y otros comportamientos anormales

Dos cucharadas soperas por día, las pulverizan en el procesador, se mezcla en un vaso de jugo de fruta, o bien sobre la fruta, con la avena, yogurt en el desayuno o en el almuerzo. La pueden tomar personas de todas las edades (niños, adolescentes y ancianos). Inclusive mujeres embarazadas.

Prepararnos un rico té, sumamente efectivo **para mejorar los problemas en las vías urinarias**. Es un té perfecto para sanar las enfermedades de las **vías urinarias, disminuir la inflamación de los riñones y la vejiga.**

Té de Linaza Ingredientes: 1 Lt. de agua 30 Gr. de semilla de linaza **Preparación:** En una olla pon el litro de agua y los 30 gr. de semillas de linaza. 2.- Deja hervir por un lapso de 25 minutos. 3.- Deja reposar el té. 4.- Cuela y Sirve en una taza.

PRECAUCION: Las personas que sufren enfermedades inflamatorias intestinales como la enfermedad del Crohn, debido a sus efectos laxantes, las que tienen fibromas, endometriosis y ovarios poliquisticos. Las mujeres embarazadas y las de periodo lactancia no consumir linaza molida.

<u>MANZANILLA</u>

Cólicos estomacales, del intestino, de la matriz. Menstruaciones difíciles y dolorosas. Cólicos del uréter y vejiga. Enfermedades infecciosas (por su acción sudorífica). Dolores nerviosos de cabeza. Antihistamínica ansiedad y estrés, barros y espinillas, vomito, asma, anginas, garganta, tos, catarro pectoral, bronquitis, laringitis.

Antiinflamatorio, reduce la retención de líquidos, adelgaza la sangre, sedante inmunoestimulante, antibacteriano, digestivo, relajante, problemas gastrointestinales, inflamación del tracto respiratorio superior, inflamaciones del tracto gastrointestinal, úlcera péptica, problemas moderados de insomnio, externo para inflamaciones de la piel, inhalado en inflamaciones respiratorias, tranquilizante nervioso, gases y problemas digestivos, envenenamientos leves, diarrea, cicatrizante, resfriado, tos, fiebre, golpes, picaduras de insectos, quemaduras, problemas de las encías, garganta irritada, várices, gases, gastritis, problemas biliares y del hígado, hemorroides, tensión, indigestión, alergia, enfermedades en ojos: conjuntivitis, carnosidad, irritación.

Uso externo: En compresas, **para hemorroides, úlceras varicosas, inflamaciones de los ojos, conjuntivitis.**

Toxicidad: Muy baja.

DOSIS GENERAL: Infusión, 2-3 cucharaditas de flor seca por taza, 3 veces/día. Extracto Líquido, ¼ a 1 cucharadita, 3 veces al día. Infusión, 3 g/taza, 3-4 veces al día. Extracto Líquido 60 gotas 3 a 4 veces al día.

Estudios científicos recientes confirman que la infusión de manzanilla tiene un efecto sedante, muy útil en casos de **artritis** y otros padecimientos similares como resultado de contener camazuleno y alfa-bisabolol que son desinflamatorios y antisépticos de moderada intensidad. Otras pruebas científicas dan fe de sus propiedades antiespasmédicas, lo que respalda su uso tradicional para aliviar **cólicos intestinales.**

Ayuda a disminuir los problemas de la **alergia al polen**: Prepara una infusión con hojas de manzanilla, pero en vez de tomarla respira durante al menos 5 minutos sus vapores, esto te ayudará a disminuir la **congestión.** Durante la primavera también es importante mantener las **defensas altas**, por eso aumenta la ingesta de alimentos ricos en **vitamina C** como las frutas cítricas.

La ansiedad y los ataques de pánico.
Espasmos musculares.
Enfermedades de la piel como la psoriasis, el eczema, la varicela y la rozadura de pañal en los bebes.

En la manzanilla se han encontrado grandes propiedades antiespasmódicas y antiinflamatorias. Por lo tanto, se considera muy eficaz en el tratamiento de l**os problemas estomacales como cólicos menstruales, infección estomacal y úlceras.** Basta con preparar una taza de té de manzanilla y beberlo dos veces al día hasta que los síntomas desaparezcan (tomar una taza por la mañana y otra por la tarde).

La manzanilla es un recurso maravilloso para **los trastornos del sueño, tales como el insomnio.** Basta con tomar un té de manzanilla 30 a 45 minutos antes de ir a la cama.

La manzanilla reduce el dolor, **el exceso de gases y la hinchazón en los intestinos.** Por lo tanto, un recurso sencillo es beber una taza de té de manzanilla para ayudar a aliviar el síndrome **del intestino irritable, náuseas y gastroenteritis o infección estomacal.**

La manzanilla es un remedio **maravilloso para las migrañas.** Tomate una taza de té cuando sientas que comienza la migraña. Funciona mejor si se toma antes de que **el dolor de cabeza comience.**

Beber té de manzanilla durante esos "días", se ha encontrado ser muy beneficioso para **bajar la inflamación y eliminar los dolores menstruales.**

El aceite de manzanilla es muy útil en el tratamiento de quemaduras graves. Tan sencillo como frotar una pequeña cantidad de aceite suavemente a la zona de la piel quemada una vez al día. **Para raspaduras y quemaduras** no tan graves, también se puede preparar una mezcla de 3 bolsitas de té en una taza de agua hirviendo. Cuando el agua se enfríe, moja una toallita y úsala como una compresa en la zona de la piel afectada.

La manzanilla es muy efectiva en el tratamiento para eliminar la **conjuntivitis.** Para esto, lávate los ojos con té hecho con dos cucharadas de manzanilla o con dos bolsitas de té en una taza de agua, deja que esté completamente frío antes de aplicarlo.

La manzanilla se utiliza también para **aclarar el tono de la piel.** Simplemente has una limpieza de vaporización en el rostro con dos litros de agua y con 2 bolsas de té o un ramillete chico de manzanilla. Lavarte el rostro con té o jabón natural de manzanilla también funciona.

El té de manzanilla **ayuda a aliviar la fatiga de los ojos y elimina las ojeras.** Un remedio sencillo consiste en sumergir dos bolsas de té de manzanilla en agua caliente. Después de 5 minutos, retirar las bolsas de té y dejar que se enfríen a temperatura ambiente. Luego te los pones en los ojos (cerrados) como una compresa.

PRECAUCION: Efectos secundarios: Al igual que con todos las hierbas, la moderación es la clave para evitar reacciones adversas.

Algunos de los efectos secundarios potenciales de la manzanilla incluyen somnolencia, así que úsalo con precaución si vas a conducir o si operas maquinaria. Las dosis altas de manzanilla también pueden causar reacciones como vómitos en algunas personas. Si eres alérgico al polen es posible que tengas problemas para utilizar la manzanilla, primero consulta a tu médico.

El uso de manzanilla durante el embarazo no es recomendable, ya que se considera un abortivo. La manzanilla no es recomendada si estás tomando anticoagulantes, ya que la manzanilla contiene una sustancia llamada cumarina, que es también un diluyente de la sangre.

Es un antídoto natural muy eficaz, que aumenta la movilidad del tubo digestivo, **ayuda a aliviar el dolor, acidez, gases, hinchazón estomacal, náuseas y vómitos.**

MATE

Estimulante, diurético, estimulante del sistema nervioso central, fatiga física y mental, reumatismo, depresión nerviosa, en tratamiento para reducir de peso, piedras en riñones o vejiga, infecciones del tracto urinario, arritmia, dolor de cabeza.

TOXICIDAD / PRECAUCIONES: Toxicidad: baja. No junto con los alimentos. Mismas recomendaciones que la cafeína.

DOSIS GENERAL:) ½ a 1 cucharadita de extracto líquido una a tres veces al día.

Extracto Líquido (1:1), 40 gotas 1 a 2 veces al día.

La yerba mate contiene cafeína en cantidades importantes, así como antioxidantes, potasio, aminoácidos y vitaminas. Los principales beneficios de la yerba mate en la salud son:

- **Ayuda en la salud cardiovascular.** Gracias a la buena cantidad de antioxidantes, el mate puede ayudar a prevenir enfermedades cardiovasculares evitando que el colesterol y la grasa se acumulen en las arterias. Este es un aspecto sumamente importante del consumo de esta tradicional bebida.

- **Aumenta el colesterol "bueno".** Relacionado con el beneficio anterior, en un reciente estudio llevado a cabo por la Universidad de Illinois (Estados Unidos), se demostró que el consumo del mate aumenta la cantidad de colesterol "bueno". Este tipo de colesterol, también conocido como HDL, protege contra los ataques al corazón.

- **Ayuda a retardar el envejecimiento**. Por la misma acción de los antioxidantes, el consumo regular del mate ayuda a prevenir la oxidación y el desgaste de las células.

- **Brinda resistencia física**. Tomar mate colabora con la **aceleración del metabolismo,** lo cual se logra haciendo que el cuerpo consuma de manera más rápida los carbohidratos. El aumento de energía se debe tanto a la quema de las calorías que se han consumido con los alimentos como las que se encuentran almacenadas en el organismo en forma de grasa.

La preparación:

La manera más común de consumir esta yerba es, precisamente, con la bebida llamada mate. **El mate se prepara echando las hojas secas y las ramitas de la yerba molidas en agua caliente (no hirviendo).**

Tradicionalmente, se utiliza un recipiente llamado también mate, el cual consiste en un porongo o calabaza, del cual se toma la bebida por medio de un sorbete metálico llamado bombilla.

MEJORANA

Excelente tónico, estomacal, carminativa y antiespasmódica. Sudorífica y emenagoga. A pequeñas dosis, es más bien sedante. Carminativo. Digestivo. Expectorante. Descongestionante. Antiséptico.

Dolor de cabeza, bronquitis, tos, gases, insomnio, estrés.

TOXICIDAD / PRECAUCIONES:
Toxicidad: Baja. No utilizar en períodos mayores de dos semanas. No utilizar como medicina durante el embarazo. No tomar el aceite esencial.

DOSIS GENERAL: Infusión, una cucharada de planta por taza, 3 veces/día.

Enfermedades del **sistema respiratorio, nerviosismos, gases estomacales**: Tomar en infusión dos o tres tazas al día. Puede ser un sedante efectivo.

Dolores de cabeza o cefalalgias: Tomar té de mejorana y lavar al mismo tiempo la cabeza con la misma preparación.

Tónico estomacal, antiespasmódico : Usado con frecuencia en las comidas como condimento e incluso fresco en pequeñas cantidades en las ensaladas, provoca alivio a algunos de los síntomas de estos padecimientos. Se recomienda complementarlo con el consumo del té de esta planta.

En los casos en los que se sufre de **vértigo** es recomendable prepara la infusión de hojas de manzanilla, hierbabuena, lavanda y mejorana. Se deben mezclar en partes iguales las hojas de estas plantas y se agregan a 1 taza de agua hirviendo dejando reposar por diez minutos. Es necesario tomar una taza al levantarse y otra antes de dormir, y si lo desea puede endulzar con miel de abejas **Amenorrea** : Tomar té de mejorana a lo largo del día, suspender el uso si se sienten cólicos.

MENTA

Digestiones lentas. Inflamaciones del hígado y vesícula. Gases intestinales. Mareos. Estimulante y a la vez sedante. Para **quemaduras:** la infusión mezclada con aceite de oliva, en compresas. **Expectorante,** Antiséptico. Antiespasmódico, Colerético, Carminativo, Antibacteriano (en aceite). **Problemas intestinales y biliares, dispepsia flatulencia, cólico, gastritis, enteritis, catarros, colon irritable.**

Resfriados, reumatismo, urticaria dificultades para respirar, garganta irritada, inflamación de mucosas, colitis, gastritis, infecciones e inflamaciones intestinales, problemas del hígado, dolores musculares y neuralgias, dispepsia, inflamación intestinal crónica, colitis, infecciones del pecho (inhalaciones de aceite esencial).

TOXICIDAD / PRECAUCIONES: Toxicidad: baja. No en niños (ni oral ni inhalado). No personas con hígado enfermo. No tomar el aceite puro ni aplicarlo de forma tópica. Uso excesivo y prolongado puede dañar el hígado o los intestinos. No aceite esencial en niños menores a 12 años.

DOSIS GENERAL: En **dolor de cabeza,** frotar un poco de aceite en las sienes.

Infusión, 2 g de hierba por taza de agua, 2 a 3 veces al día. Aceite oral, 4 gotas. Aceite inhalado, 3 a 4 gotas en agua hirviendo. Aceite externo, algunas gotas frotadas directamente sobre el área afectada (o diluidas en aceite vegetal).

USOS MEDICINALES: Por sus propiedades desinfectantes se utiliza en **masajes.**

Calma los **dolores de muelas** al colocar una hoja sobre la muela afectada.

Se utiliza como **calmante nervioso** debido a la sensación placentera y refrescante que produce.

El té de menta también trabaja como un **desinfectante intestinal y estomacal**, previniendo la fermentación de la comida sin digerir, lo cual ayuda a que se detenga la **producción de gas.**

Tomar un té de menta después de comer ayuda a estimular las **funciones del hígado y de la vesícula,** incrementando la producción de bilis, la cual es liberada por la vesícula biliar hacia los intestinos. La bilis extra ayuda a procesar las grasas y permite que el cuerpo las use de forma más eficiente.

Tienen además efectos antihelmínticos al **eliminar las lombrices** y otros parásitos del aparato digestivo. Las propiedades antisépticas y balsámicas son la razón de que se incluyan en un gran número de preparados para el sistema respiratorio, como las pastillas para la tos.

En la medicina natural, la menta está indicada para **diarreas y cólicos.**

Es un magnífico tónico. El té de menta **mejora la digestión.**

Mejora la concentración y el funcionamiento cerebral, gracias a su contenido en vitaminas del complejo B.

Bueno para el control **de nauseas.**

Disminuye síntomas de resfríos y dolores de cabeza, excelentes auxiliares para quemar las grasas.

Interesantemente, los secretos del té de menta para la **pérdida de peso** son las mismas propiedades digestivas que lo han hecho famoso durante siglos. De acuerdo a la University of Maryland Medical Center, la menta ayuda a **mejorar el flujo de la bilis en el sistema digestivo.**

La bilis es esencial para digerir las grasas. Un mayor flujo de bilis en el sistema digestivo significa una digestión más efectiva y saludable, lo cual es necesario para que cualquier plan de pérdida de peso funcione. Cuando existen problemas con la digestión el cuerpo no puede asimilar bien los nutrientes. El resultado es más hambre y más ganas de comer en exceso.

O sea, el té de menta es una bebida ideal para mantener tu sistema digestivo en buenas condiciones y evitar el hambre excesiva que resulta de la digestión inadecuada de los nutrientes. Además, si tomas té de menta, también recibes otros beneficios alimenticios. El té de menta puro no tiene cafeína ni grasa ni azúcar. Es rico en nutrientes como vitamina B, potasio y calcio.

Receta de té de menta para cualquier hora del día:

Ingredientes:

Menta seca (un puño)
Agua
Estevia o endulzante al gusto
Cáscara de limón
Menta fresca

Preparación:

Coloca la menta seca en el agua hirviendo por unos minutos. Cuela, añade la miel o estevia y vierte en vasos con hielo. Termina con cáscara de limón y unas hojas de menta fresca.

Toma una taza de té de menta después de la comida. No le añadas azúcar. Sustituye los refrescos azucarados por té de menta frío. Puedes endulzar con un poquito de miel y añadir limón para obtener un sabor más refrescante y también lo puedes tomar caliente.

MIRRA

Antiséptico, antiinflamatorio, piel, inmunoestimulante, antitumoral, **inflamación en la boca, garganta irritada, asma, resfriados, sinusitis, gingivitis, úlceras bucales, pie de atleta, escamas en la piel, dermatitis, llagas cancerosas, diabetes, inflamación de mucosa de boca y faringe, gingivitis, anginas, estomatitis, problemas en encías, bronquitis, acné.**

Para problemas de **encías**, frotar polvo 3 veces al día. **Para Congestionamiento bronquial,** cápsulas 300 mg 2 veces al día.

La mirra es antimicrobiano y ayuda a **calmar las membranas mucosas. Tiene efectos anti-inflamatorios y analgésicos**

La mirra se ha convertido en uno de los remedios caseros más útiles, adecuados y efectivos a la hora de solucionar los diferentes problemas que se pueden presentar en la boca.

No en vano, esta poderosa resina resulta ideal para aquellas personas que, con cierta habitualidad, presentan **irritaciones en la boca, llagas o tienen propensión a sangrar por las encías.**

En este sentido, la mirra es capaz de fortalecer los tejidos afectados, a la vez que **detiene la infección de las mucosas.**

Es recomendada su uso sólo en tratamientos externos, o bien en formas de gargarismos, ya que no es bien absorbida por el intestino.

También resulta útil siendo usada en forma de compresas contra el **acné**, gracias a su acción desecante y antiséptica.

La **mirra** es capaz de **estimular la producción de glóbulos blancos**, mientras que aporta una **acción antimicrobiana**, sumamente útil en época de **gripe** estacional, **catarros y resfriados** (dado que ayuda en caso de **laringitis, faringitis, sinusitis y afecciones respiratorias en general).**

Además, su utilización desde un punto de vista medicinal puede ser adecuada en caso de **mononucleosis** y **brucelosis**.

Utilizada la infusión de mirra en forma de gárgaras puede ser interesante su aplicación en caso de **infecciones bucales**. Ayuda en **aftas bucales y dolor de garganta.**

De forma externa y aplicado sobre la piel ayuda a **curar y desinfectar heridas**, siendo aconsejable a su vez en caso de **quemaduras.**

Cómo preparar el té de mirra:

2 cucharadas de mirra en polvo
1 taza de agua

Pon el agua en el fuego y al momento de hervir, añade la mirra. Deja hirviendo 3 minutos, y luego apaga el fuego y deja en reposo tapado otros 3 minutos, cuela y bebe.

Haciendo las gárgaras, la mirra tiene un efecto de limpieza y ayuda en la **tos con flema.**

TOXICIDAD / PRECAUCIONES: Toxicidad: Baja.

Contraindicado en embarazo y lactancia. Dosis altas (2 a 4 g) pueden causar Diarrea o Inflamación renal.

DOSIS GENERAL:) 8 a 10 gotas de extracto de mirra hasta 4 veces al día.

Gárgaras y enjuagues bucales, diluir 5 a 60 gotas en 1 vaso de agua y hacer gárgaras.

Aplicación local en boca y encías directamente 2 a 3 veces al día.

NARANJA (CASCARAS)

La cáscara de naranja tiene más fitonutrientes y flavonoides que la pulpa interna, lo que le confiere propiedades antiinflamatorias que pueden ayudar a la **digestión y aliviar problemas intestinales como acidez, ardor de estómago, flatulencias, diarrea y mala digestión** de las comidas grasosas.

La cáscara de naranja es rica en vitaminas A y C, ambos antioxidantes naturales que fomentan el buen funcionamiento del **sistema inmunológico y combaten las infecciones, los resfríos y la gripe.**

La cáscara de naranja contiene hesperidina, un flavonoide, y también flavonas polimetoxiladas como la pectina, todas ellas ayudan a **reducir los niveles de colesterol** LDL.

La flavonoide hesperidina encontrado en la cáscara de naranja tiene propiedades antiinflamatorias que, al ser ingerido, puede curar ciertos tipos de **cáncer de mama** e inhibir la pérdida ósea. También contiene d-limoneno, que sirve como escudo ante los rayos ultravioletas, lo que lo convierte en un protector solar natural y preventivo del **cáncer de piel** al ser frotado directamente sobre la piel o agregado a los aceites y lociones. El uso tópico de la cáscara de naranja puede **prevenir los granitos, el acné, el envejecimiento prematuro** y también puede ser agregado en el baño para lograr una piel sana y con un perfume refrescante.

El té de naranja posee propiedades que permiten reducir las grasas del cuerpo. Es un excelente complemento de una **dieta para adelgazar.**

El té de naranja brinda beneficios adelgazantes, ya que:

- Aumenta y mejora la depuración orgánica.
- Elimina el exceso de líquidos.
- Actúa como antioxidante.

Cómo preparar té de naranja adelgazante

Ingredientes:

La cáscara de 6 naranjas preferentemente agrias o verdes, se le debe dejar el hollejo o la parte blanca de adentro de la cáscara.

2 litros de agua.

Preparación:

Lava las naranjas, cortar por mitades, exprime las naranjas (puedes aprovechar y tomarte su jugo). Colócalas en un recipiente con el agua a fuego medio. Deja hervir por 30 minutos. Cuela. Vierte en un frasco de vidrio. Deja reposar y guardar en el refrigerador.

Cómo tomar el té de naranja para adelgazar:

Se toma 1 taza tibia o fría en ayunas todas las mañanas.

Se puede tomar durante 1 mes y luego descansar 1 semana.

Contraindicaciones del té de naranja: En pacientes con enfermedades cardiovasculares preexistentes, en personas hipertensas.

Recuerda que el té de naranja, sobre todo si es agria, posee contraindicaciones y efectos secundarios que deben ser tenidos en cuenta. Ante cualquier duda, consulta a tu médico.

TE NEGRO

Las cinco propiedades esenciales del té negro son las siguientes:

Es antioxidante: al igual que otras variedades de té, el té negro tiene una buena concentración de polifenoles, que actúan como protectores contra radicales libres, ayudan a **combatir el envejecimiento y también los problemas cardiovasculares.**

Es astringente: al tener una buena concentración de taninos, que son los que le otorgan un sabor amargo, es ideal su consumo para combatir la **diarrea o la gastritis**.

Es diurético: el té negro colabora significativamente con la eliminación de líquidos del organismo.

Es reconfortante y bajo en calorías: el té negro prácticamente no aporta calorías pero sí da sensación de saciedad. Es ideal para reemplazar otras bebidas.

Es estimulante: contiene sustancias activas que actúan sobre el sistema nervioso central.

El té negro proviene de la planta "Camellia Sinensis" quien, a partir de un proceso determinado, es la encargada de brindarle ese color intenso y oscuro. La cafeína propia del té lo hace un excelente estimulante para el cuerpo humano, así como un restaurador de enfermedades.

1.- Mejora el **sistema inmunológico**. El té negro se caracteriza por ser un antioxidante de primera. Por eso, es perfecto para fortalecer las defensas del cuerpo. Más aún en aquellos que padecen enfermedades crónicas. Si lo tomas con frecuencia, te aseguras de no caer enfermo muy seguido.

2.- Mejora la **salud cardiovascular**. Este té es de gran ayuda en aquellos que sufren de presión arterial alta e inflamaciones. Los beneficios recién nombrados van de la mano con un excelente funcionamiento del sistema cardiovascular. Varios estudios avalan esta teoría en personas adultas.

3.- Prevención de la **diabetes**. Reduce la absorción de azúcar en la sangre, motivo que lleva a padecer diabetes en algunos pacientes.

4.- Gracias a su contenido en flavonoides es útil para mejorar la capacidad tanto **de dilatación como de contracción de los vasos sanguíneos.**

5.- Ayuda a que el **colesterol HDL** (colesterol bueno) no se oxide.

6.- **Previene la formación de las caries dentales.**

7.- Alto contenido en antioxidantes, sobretodo flavonoides. Por ejemplo, una taza de té negro aportan 200 mg. de este rico y beneficioso antioxidante.

8.- Hay personas que lo utilizan en casos de **conjuntivitis o vista cansada** (se aplicaría haciendo un baño o a modo de colirio) También puede **disminuir las bolsas de debajo de los ojos** (las típicas ojeras) aplicándolo en forma de compresas frías.

9.- Su característica nutricional más destacada es que cuenta con un índice de teína algo más elevado que el resto de los tés, aunque es muy rico en minerales, tales como el cinc, calcio, cromo, magnesio, manganeso, hierro, potasio, fósforo, flúor y aluminio.

10.- Su contenido en teína **alivia la fatiga y puede aliviar el dolor de cabeza o cefalea cuando es por cansancio.**

OREGANO

Es una buena fuente de hierro y manganeso, así como calcio, vitamina C, y vitamina A. También tiene ácidos grasos omega-3.

Si quieres beneficiarte de todo lo que el orégano te puede proveer, acostúmbrate a condimentar tus alimentos con esta hierba y a tomar al menos una taza de té diariamente.

El Orégano es conocido por tener fuertes propiedades antibacterianas, tal vez como consecuencia de la inestabilidad de los aceites de hierbas que contiene. Algunos de estos poderosos aceites son el timol y carvacrol.

Ambas sustancias han demostrado **inhibir el crecimiento de muchos tipos de bacterias, incluidos algunos que causan graves enfermedades transmitidas por alimentos.**

Seguramente siempre has visto al orégano como una de esas simples hierbas que solamente sirven para condimentar un poco las comidas.

Según estudios realizados, **el orégano es una de las plantas antioxidantes más potentes que existen**. De hecho, comparado con algunas frutas, **tiene un efecto mucho más potente que las manzanas, las naranjas y los arándanos, algunas de las frutas con mayor capacidad antioxidante que existen.**

El Orégano fresco es también una fuente de fibra, pero ya que no suele ser consumido en grandes cantidades éste aspecto de la planta está poco apreciado.

Al igual que las espinacas y otras hortalizas de hoja, el orégano fresco aporta vitaminas y nutrientes.

Para **menstruaciones dolorosas, tos, asma, resfriados, afecciones respiratorias, amigdalitis y laringitis, elimina gases intestinales y ayuda a dolores musculares.**

Las infusiones se preparan con una cucharadita por taza de hojas y flores secas trituradas, infundir 10 minutos, tres tazas al día antes o después de las comidas.

Las infusiones de orégano regularmente **alivian el asma, resfriado y afecciones respiratoria**s. Hacer gárgaras de un té fuerte de orégano es muy recomendado para combatir la **amigdalitis y la laringitis.**

El orégano **tiene propiedades digestivas, ayuda a eliminar los gases intestinales, es estimulante biliar y actúa como tónico estomacal**, para estos casos tomar un té con 15 gramos de orégano por litro de agua, que se suministra una taza tras cada comida.

Es un medicamento natural muy bueno para aliviar **dolores musculares, tortícolis y lumbago**, aplicando externamente en cataplasmas o en fricciones sobre la piel. La preparación consiste en cortar, machacar y calentar la planta fresca en una sartén, se envuelve con un paño también caliente y se mantiene por 10 minutos sobre la parte afectada, repitiendo tantas veces sea necesario, tiene propiedades antisépticas y antioxidantes.

El aceite esencial de esta planta es muy eficaz en la lucha contra los **estreptococos**, es decir, **las bacterias que causan la neumonía y otros trastornos respiratorios**, según un estudio realizado en la Universidad de Ogden.

También se ha revelado que el orégano es ideal **para combatir las bacterias como la salmonella.** Y asimismo **sirve como fungicida**, formando parte de las hierbas **para los hongos.** Por eso mismo, consumir orégano en infusiones o emplear su aceite esencial en las comidas puede ser una interesante manera de mantenerte sano y luchar contra **virus y bacterias.**

Investigadores han demostrado que el orégano se utiliza para el tratamiento de enfermedades comunes **de bacterias, conocido como Giardia.**

Éste común ameba es conocido en todo el mundo, y puede causar enfermedades graves en los afectados.

Sus antioxidantes desempeñan un papel vital en la prevención de muchos tipos de cáncer, así como ralentizar el proceso de **envejecimiento.** Uno de los antioxidantes del orégano, identificado como carvacrol, sería efectivo para combatir **el cáncer de próstata,** según los resultados preliminares de un estudio llevado a cabo por investigadores de la Universidad de Long Island.

En casos de **problemas pulmonares** es recomendable mezclar 5 cucharadas de orégano picado en un litro de agua, revolver en 3 dosis para tomarla durante el día.

Para infecciones en los oídos: Hacer un poco de jugo de hojas de orégano y aplicar 2 gotas tibias en el oído afectado una vez al día. Es considerado muy bueno para **dolores de cabeza muy fuertes y la ansiedad e insomnio.**

Tratamiento contra el **reumatismo:** Poner a hervir medio litro de agua y agregar 8 cucharadas de orégano, dejar hervir por 5 minutos, colar y dejar enfriar. Se toma 3 tazas máximo en el día.
Para las **inflamaciones genitales**: Poner a hervir 3 manojos de orégano (o un puño del seco) en un litro de agua y dejar hervir unos minutos, dejar reposar media hora y colar, después colocarlo en el recipiente que usara para los baños genitales.

El USDA (Departamento de Agricultura de Estados Unidos) clasifica la capacidad antioxidante del orégano entre 3 a 20 veces mayor que la de cualquier otra hierba.

El Orégano tiene cuatro veces más poder antioxidante que los arándanos, 12 veces más que las naranjas y 42 veces más que las manzanas.

Comúnmente, el aceite de orégano fue utilizado como **desinfectante de oídos, nariz y para el tratamiento de infecciones respiratorias y de garganta, y también para cualquier tipo de condición bacterial o viral.**

Además, **tiene propiedades que suprimen la producción de células cancerosas. El aceite de orégano es más eficiente que la hierba seca;** Sin embargo, la versión seca aún contiene inmensos beneficios para la salud.

Estudios científicos demostraron que el orégano actúa como **un potente antiinflamatorio y antimicrobiano,** cuando es aplicado a los alimentos o en forma de suplemento. El orégano además posee ácido rosmarínico, cuyas propiedades lo hacen un **fenomenal oponente del cáncer.**

El **antioxidante fenol del Orégano destruye hongos, virus y bacterias patógenas.** El orégano es una hierba curativa y **antibiótico natural.** El orégano es una hierba maravillosa, aromática y saludable.

PELOS DE ELOTE

Diurético, demulcente, **cistitis, gonorrea, gota, endurecimiento de arterias, tensión premenstrual, prostatitis, inflamación de tejido, inflamaciones e infecciones del tracto urinario, problemas del hígado, litiasis renal, retención de líquidos.**

TOXICIDAD / PRECAUCIONES: Toxicidad: Muy baja. No en embarazo.
(INT) No usar diuréticos en edemas por insuficiencia renal o cardiaca, ni por períodos prolongados. **DOSIS GENERAL:** En té, preparar con 4-8 gramos de estigma seco, 3 veces al día. ½ a 1 cucharadita de extracto al día. 1 cucharadita a 1 cucharada de tintura al día. En Cistitis, Infusión 2 tazas al día.

Uso medicinal. Sirve para desinflamar y quitar el dolor de **los riñones,** el **mal de orines y dolor en el vientre:** se prepara el té con un puño (lo que agarra la mano) del cabello seco y se pone a hervir con un litro de agua, se deja enfriar y se toma como agua, durante el día cuando se tiene sed hasta que desaparezcan los males. También se recomienda aplicar esta agua fría en el vientre.

Causas y síntomas de la enfermedad. **El mal de orines** proviene por haber comido muy caliente, la pitahaya, la calabaza, los elotes o por haberse sentado en el suelo o sobre la piedra caliente. Duele mucho al orinar, y a cada ratito, le parte a uno el vientre como que arde al orinar. Los riñones duelen por levantar cosas pesadas, duele la cintura, no puede uno agacharse.

Con su actividad como antiséptico, diurético, el pelo de elote es un remedio que debe de tomar al primer síntoma de una **infección urinaria,** porque ayuda a reducir la inflamación e irritación, y elimina la infección. También puede ayudar a las personas que padecen **inflamación en la uretra y problemas de próstata.**

Estudios han probado que tomando té de pelo de elote puede ser muy bueno para disminuir los dolores de **la gota o artritis.** La infusión ayuda a disminuir los niveles de **ácido** en el cuerpo, que como consiguiente disminuye los dolores. Otros estudios demuestran que se puede tomar para tratar algunos otros desordenes de las **articulaciones.**

Otro gran beneficio que nos da el pelo de elote, es que ayuda a las personas que padecen de **alta presión.** Los flavonoides que contiene el pelo de elote pueden ayudar a bajar y regular la presión sanguínea si se toma un té regularmente.

Ayuda a regular los niveles de azúcar bajos en **los diabéticos.**
Actúa como diurético, así aliviando un poco a las personas que padecen de retención de líquidos.

Como se prepara un té de pelo de elote:
Receta 1 En una taza de agua hirviendo, pon una cucharada de pelo de elote (seco), y déjalo reposar por 15 minutos. Toma hasta 5 tazas al día si es necesario.

Receta 2 En un litro de agua se pone un puñado de pelos de elote a hervir por 10 minutos, dejar enfriar y listo para tomar durante el día.

PEREJIL

Dolores menstruales, atrasos y cólicos.

Diurético, antiséptico del tracto urinario, litiasis en el tracto urinario, problemas e infecciones urinarias, falta de leche materna, mal aliento, indigestión, problemas de libido en la mujer, dolor menstrual, osteoporosis, piedras en la vesícula biliar, menstruación irregular, dolor menstrual, flatulencia, cistitis.

Dosis altas de semillas son tóxicas. No tomar productos de las semillas durante embarazo o si hay problemas renales.

DOSIS GENERAL: 2 a 4 cucharadas de hierba fresca al día. Té, 1 taza al día preparado con 1 a 2 cucharaditas de hierba seca molida por taza de agua caliente.

Las infusiones de perejil son altamente **diuréticas**, por lo cual resulta indicado para tratar enfermedades que necesiten de un aumento de la diuresis, como las infecciones urinarias y la nefritis. Además su consumo ayuda a **impedir la aparición de cálculos renales**.

Al aumentar la diuresis (eliminación de líquidos del organismo por la orina), el té de perejil resulta ser un **depurador del organismo**, ya que ayuda a eliminar toxinas presentes en nuestro cuerpo. Debido a la propiedad diurética y depuradora, el consumo de la infusión de perejil es considerado como una **forma natural de perder peso**.

El té de perejil tiene propiedades carminativas, por esto **ayuda a eliminar gases acumulados en el tubo digestivo**, se recomienda el consumo de estas infusiones a las personas que sufren de meteorismo o flatulencia. Además, el té de perejil tiene propiedades digestivas, por lo cual **favorece la realización de los**

procesos digestivos, por esto se aconseja que su consumo se realice después de las comidas.

El té de perejil tiene pequeñas propiedades de emenagogo, por esto es muy aconsejable su consumo para **disminuir los dolores y las molestias provocadas por la menstruación**.

Para la realización de la **infusión de perejil**, se necesitan los siguientes ingredientes: 1 puño de perejil, 1 litro de agua y endulzante.

La preparación consiste en hervir durante 3 minutos el perejil en el litro de agua, luego se deja reposar un par de minutos y está listo para servir. Si lo quiere endulzar puede agregarle algún endulzante, preferentemente miel.

Se utiliza para la salud **de los riñones**. Agarra un puñado de perejil, desinfectarlo, cortarlo y ponerlo a hervir en un litro de agua por 10 minutos, dejarlo enfriar y ponerlo en una botella para guardarlo en el refrigerador. Toma un vaso diariamente durante una semana y los tóxicos acumulados empezaran a salir de los riñones.

PIMIENTA

La pimienta negra se consigue en varias presentaciones: en grano entero, en granos machacados y también en polvo. Lo que otorga su potencial a la pimienta es la piperina, y cuando esta ya ha sido molida, gran parte de dicho componente se ha perdido. Por lo tanto, lo mejor siempre es adquirirla en forma de granos, es decir, lo más natural posible. Además, al conseguirla entera nos aseguramos de que no contiene aditivos, los cuales suelen agregársele a la presentación del condimento en polvo.

Para garantizar una pimienta pura, a menudo se recomienda elegir los granos de pimienta que son redondos, pesados y de aspecto compacto. Es básico almacenar los granos de pimienta a temperatura ambiente. Sin embargo, en el caso de que prefieras usarla molida, te recomendamos guardarla en un recipiente hermético en el refrigerador.

Otro detalle a tener en cuenta es que si molemos la pimienta instantes antes de consumirla, podremos aprovechar un nivel más elevado de piperina. Asimismo recuerda que no se recomienda incorporarla a los alimentos durante su cocción, pues la alta temperatura hace que pierda gran parte de su aroma, sabor y contenido de vitamina C.

Es obvio que la pimienta negra es una especia muy apreciada en la cocina, pero que también tiene muchas propiedades más que favorables para nuestra salud, evitando enfermedades e incrementa las defensas de nuestro **sistema inmunológico.**

Como tiene una alta cantidad de calcio, la pimienta negra es un alimento bueno para los huesos y es muy recomendable su consumo durante **el embarazo** puesto que en estas etapas nuestro organismo lo consume en mayor medida. Su alto contenido en hierro hace que la pimienta negra ayude a evitar la **anemia ferropénica o anemia por falta de hierro.** Debido a la cantidad de hierro que aporta este condimento, hace que este sea un alimento **recomendado para personas que practican deportes** intensos ya que estas personas tienen un gran desgaste de este mineral.

La pimienta negra, al ser un alimento rico en potasio, ayuda a una buena **circulación, regulando la presión arterial** por lo que es un alimento beneficioso para personas que sufren **hipertensión.** El potasio que contiene este condimento ayuda a regular los fluidos corporales y puede ayudar a prevenir **enfermedades reumáticas o artritis.**

Tomar pimienta negra, al estar entre los alimentos ricos en fibra, ayuda **a favorecer el tránsito intestinal.** Incluir alimentos con fibra en la dieta, como este condimento, también **ayuda a controlar la obesidad.** Además es recomendable para mejorar el control de la **glucemia en personas con diabetes, reducir el colesterol y prevenir el cáncer de colon.**

La pimienta negra tiene antioxidantes que colaboran en la lucha **contra el cáncer, problemas de hígado y enfermedades cardiovasculares.**

Ayuda a eliminar grasas y por lo tanto **a perder peso.**

Alivia los síntomas de los **resfriados y procesos respiratorios.**

La piel se beneficia de la piperina que contiene la pimienta y que ayuda en la creación de pigmentos.

La pimienta es un potente **elemento antibacteriano** que ayuda en la lucha de nuestro organismo **contra infecciones de todo tipo.**

Previene de forma eficaz la **retención de líquidos** favoreciendo su eliminación a través del sudor y la orina.

PARA PREPARAR UN TE:

1 cucharada de pimienta seca

¼ de litro de agua

Poner el agua a hervir y dejar la pimienta 1 minuto hirviendo, dejar reposar unos minutos tapado, después colar y tomar. En casos de **bronquitis y asma** deben ponerle miel. Para hacer gárgaras no necesita miel.

También es posible preparar un té (suave) en base a pimienta negra y consumirlo como un **remedio casero para la tos**. Otro remedio popular para la tos consiste en rociar de pimienta negra a medio limón y chuparlo.

TE ROJO

El té rojo es un gran aliado natural que puede ayudarnos a combatir distintos tipos de problemas de nuestro organismo. Entre sus propiedades más interesantes pueden contarse algunos usos como **estimular el metabolismo y a ayudar a perder peso o colaborar con la digestión.**

El té rojo es ideal para la **acción diurética,** favoreciendo la eliminación natural de toxinas y evitando la retención de líquidos, si se trata de perder peso te comentamos que existe una variante del té rojo conocido como **té rojo pu-erh**, este té cuenta con proceso de fermentación más largo que el del té rojo común y es excelente a la hora de querer eliminar grasas.

Otra de las propiedades que tiene el té rojo es la de ser altamente digestivo. Esta bebida estimula la producción de ácido gástrico, favoreciendo así el metabolismo hepático y generando sales biliares que son muy buenas para la **digestión.**

Por las razones formuladas anteriormente, el té rojo para perder peso está más que recomendado. **Su acción adelgazante se debe al aceleramiento del metabolismo del hígado, lo que favorece la rápida eliminación de las grasas.**

A su vez, el té rojo para el **colesterol** también puede resultar interesante. Un estudio de la Universidad de Yunnan así lo certificó en su momento, cuando varios pacientes coronarios fueron tratados con una cura de té rojo, obteniendo interesantes resultados.

El té rojo es, por excelencia, un **té energizante y revitalizante**. Además de ser delicioso a cualquier hora del día.

Entre las virtudes de esta deliciosa infusión están:

- **Facilita la digestión de comidas grasosas** y estimula la actividad de la **vesícula,** separando las grasas para que estas sean eliminadas del cuerpo.
- **Desintoxica el hígado**, por lo que elimina residuos dañinos y toxinas del cuerpo.
- Ayuda a **la renovación celular (antioxidante)**.

Sin embargo, también tiene sus **desventajas y contraindicaciones**. Entre ellas destacan que las mujeres embarazadas no pueden consumirlo por el aumento al metabolismo basal que causa, tampoco los niños pequeños. Se contraindica también para personas ansiosas o con sensibilidad a los ataques de pánico.

El té rojo es excelente para acompañar las dietas y puedes tomar 4 tazas al día para ver rápidamente los resultados. Cualquier duda que tengas, es ideal que la consultes con tu médico.

ROMERO O ROSEMARY

Esta planta aromática y de color verde intenso, posee muchas propiedades para la salud en general, pero centrándonos en los problemas específicos de la mujer, el romero puede resolver alguno de ellos.

Es emenagogo, es decir, **puede provocar la regla**. Por tanto, está indicado en caso **de retrasos en la menstruación,** o **cuando son dolorosas y escasas.** Además, el romero es muy eficaz para combatir los **flujos blancos y el equilibrio endocrino.**

Según la filosofía china, el romero mejora el yang y, por tanto, **aumenta los estrógenos.** Lo que evita **dolores lumbares, disminución de la energía sexual, orina demasiado abundante y clara, y flujo vaginal.**

Por sus propiedades estimulantes favorece la recuperación en algunas **enfermedades del aparato respiratorio,** como **resfriados o incluso asma,** y del **aparato digestivo,** como **acidez de estómago, flatulencias,** etc. Además se utiliza en productos de belleza como champús para evitar la pérdida del cabello, e incluso para **favorecer la memoria.**

El romero tiene efectos estimulantes y tónicos, por lo que **favorece la recuperación en las enfermedades respiratorias y del aparato digestivo y ayuda en las afecciones del hígado.**

El romero además contiene hierro lo que ayuda a luchar contra la **anemia.**

Es una de las plantas más antioxidantes, ya que es rico en ácido rosmarinico, mirceno o camfeno. Estas propiedades pueden ser muy útiles en el tratamiento de enfermedades **como el sida, el**

cáncer o el Alzheimer. Esta misma propiedad puede ser aprovechada para el tratamiento de enfermedades degenerativas **como la artritis o la artrosis.**

Para complementar el **tratamiento en enfermedades de transmisión sexual** como la **gonorrea.**

Externamente se utiliza: para **relajar los músculos adoloridos, desinflamar y descansar los pies, mejorar la circulación del cuero cabelludo** y **favorecer el nacimiento del cabello** (en champús y lociones), **fortalecer las uñas frágiles y quebradizas,** combatir el **mal aliento, el cuidado del cutis,** especialmente en cremas para el cutis graso.

La principal ventaja del romero es su poder **antirreumático,** además de facilitar la **cicatrización de heridas.**

El romero, además se utiliza como condimento en la cocina, como ambientador y como **purificador de agua contaminada.** Con su aroma, **ahuyenta los insectos** e impregna el ambiente de su agradable olor.

Uno de los usos del romero más interesante es debido a sus propiedades sobre las células cerebrales, haciéndolas más eficientes para aprovechar el oxígeno proveniente de los pulmones. Esta propiedad del romero tiene como efecto principal una **marcada mejoría en la concentración, en la memoria y disminución considerable de la fatiga mental.**

Efectos Secundarios: En altas dosis puede provocar cefaleas y espasmos musculares. El aceite esencial de romero utilizado por vía externa puede provocar enrojecimiento de la piel.

No se recomienda el consumo de romero durante el embarazo, ya que en grandes dosis puede provocar aborto involuntario. También está **contraindicado en procesos inflamatorios intestinales,** como enfermedad de Crohn o colon irritable. Puede tener efecto astringente y agravar el estreñimiento.

El aceite esencial **está contraindicado** en casos de epilepsia, demencia senil o Parkinson. El baño de romero por la noche puede alterar el sueño, por lo que tampoco está recomendado en personas que padezcan de insomnio.

Como preparar un té:

Agrega una cucharadita de hojas secas de romero a una taza de agua hirviendo.
Deja reposar la mezcla por 10 minutos, luego lo cuelas y lo puedes endulzar con miel o solo. Tomarlo 2 veces al día.
Se puede tomar en te o en aceite esencial. La forma más inofensiva es en forma de té, ya que el aceite está muy concentrado y podría causar algún efecto adverso si no se toma en la dosis adecuada.

SALVIA

Inflamaciones, amigdalitis, digestivo.

Contraindicada en mujeres embarazadas, madres lactantes y personas con insuficiencia renal. No confundir con la Salvia romana (Salvia sclarea), potencialmente más peligrosa.

**Importante:** Debe utilizarse con mucha precaución debido a sus propiedades tóxicas. Se recomienda la asesoría de un médico o experto en medicina natural para determinar la conveniencia de utilizarla.

Indigestión, inflamación bucal, rinitis, garganta irritada, sudoración excesiva, Alzheimer, artritis, cáncer (auxiliar), fiebre, gingivitis, sangrado de encías, inflamación en la lengua, inflamación intestinal, padecimientos estomacales, menopausia, molestias menstruales, infecciones virales o bacterianas, estrés, depresión, dispepsia, estomatitis, faringitis.

TOXICIDAD / PRECAUCIONES: Toxicidad: muy suave. Evitar uso prolongado de Aceite Esencial y de Tintura. No en Embarazo. No en embarazo ni en epilepsia.

DOSIS GENERAL: ¼ a 1 cucharadita de extracto líquido, 3 veces al día.

Infusión, 1-3 g/taza de agua caliente, 3 veces al día. Extracto Líquido: 20-60 gotas 3 veces al día. Aceite esencial, 2 a 6 gotas al día.

La infusión básica de la salvia se realiza dejando reposar en 1 taza de agua hirviendo 3 cucharaditas de hojas por un período de diez minutos. Se puede beber tres veces al día ya sea tibia o caliente, esta sirve para mejorar la digestión, disminuir los gases, tiene cualidades antisépticas y es utilizada para **disminuir la sudoración nocturna durante la menopausia. Esta preparación también puede ser usada para detener la producción de leche al final de la lactancia .**

Alteraciones menstruales : Estudios han demostrado que la salvia **ayuda a controlar alteraciones menstruales** gracias a la actividad estrogénica que posee su aceite esencial.

Como astringente : Por ser vulneraria, la alcoholatura del aceite esencial de la salvia es buena para la **cicatrización de llagas o úlceras,** también es utilizada por vía externa en **enjuagues bucales,** esto para **controlar la gingivitis o la faringitis.**

A nivel digestivo : Gracias a su acción colerética, es utilizada **para reducir las flatulencias y aliviar los dolores causados por la gastritis.**

Acción antisudorífica: El aceite esencial de la salvia paraliza las terminaciones nerviosas de las glándulas sudoríparas, por lo cual se ha recomendado para **problemas de sudoración excesiva, así mismo regula las secreciones salivares y lácteas.**

Para trata la **diabetes** : Es recomendada para tratamientos contra la diabetes por considerarse un buen hipoglucemiante.

Otros usos: Tiene cierta capacidad diurética, por lo cual es recomendada para el tratamiento de la **retención urinaria y la cistitis.**

Se aconseja para utilizar como cataplasmas sobre **quemaduras, heridas, llagas, úlceras** y otros edemas, puesto que posee cualidades antisépticas y astringentes. También está indicada en **lavados vaginales para tratar enfermedades como la leucorrea (exceso de flujo vaginal).**

Para tener **un sueño tranquilo y evitar el insomnio** es recomendable beber un té antes de acostarse a dormir, para ello se deben agregar a 1 taza de agua hirviendo ½ cucharadita de flores de manzanilla y ½ de salvia. Dejar infundir por 7 minutos y beber tibio.

Las hojas frescas de salvia también pueden ser utilizadas para **aliviar la comezón y el dolor ocasionado por la picadura de mosquitos y otros insectos,** solo basta con ponerlas sobre la zona afectada.

Presta grandes beneficios a nivel digestivo, dermatológico, ginecológico, endocrino, urinario y para el sistema nervioso. Se utilizan las hojas en infusión a razón de 4 g por taza, y las flores maceradas en vino, en decocción o extractos de su aceite esencial.

Contraindicaciones: Está contraindicada para personas en lactancia, insuficiencia renal o inestabilidad neurovegetativa, esto por su alto contenido en thuyona, la cual es neurotóxica y en dosis altas puede ocasionar convulsiones, no es recomendado para mujeres en embarazo, además de su acción estrogénica.

El uso de salvia puede producir irritación en la piel en las personas sensibles a la salvia, pero si se utiliza en dosis adecuadas, no debe producir efectos secundarios.

El aceite esencial de salvia, como la mayoría de los aceites esenciales, puede resultar tóxico si se ingiere, o por acumulación a través de la piel cuando se aplica durante demasiado tiempo o se hace en cantidades no adecuadas.

Tampoco deben utilizarse preparados de salvia tanto de uso interno como externo en niños menores de 6 años. **No está recomendado el uso de preparados de salvia en personas epilépticas** ya que podría provocarles algún ataque, ni en pacientes con insuficiencia renal.

TURMERIC O CURCUMA

Los investigadores revelan por qué la CÚRCUMA ayuda a sanar. Los componentes de este antiguo condimento **fortalecen las células, las hace más resistentes a la infección.**

La tecnología moderna revela que el antiguo secreto detrás del poder curativo de la cúrcuma, una especie considerada como un "polvo sagrado" en India.

La cúrcuma se usó por siglos para **curar heridas, infecciones y otras enfermedades.** Por mucho tiempo se creyó que la cúrcuma el ingrediente principal turmeric es responsable por su poder curativo, pero no se sabía cómo funcionaba la cúrcuma dentro del cuerpo.

Usaron un espectroescopio sólido NMR para examinar las moléculas de cúrcuma y encontraron que actuaban como un "disciplinario bioquímico". Las moléculas se insertaban en las membranas de las células y lograban que las membranas fueran más estables y ordenadas, de modo que estimula resistencia de las células contra las infecciones de enfermedades causadas por microbios.

Hoy día los especialistas en medicina natural y en hierbas consideran a la cúrcuma como el **anti inflamatorio, y antioxidante** más potente de la naturaleza. La cúrcuma puede ayudar a tratar una gran variedad de estados relacionados a la inflamación y con daño anti-oxidante, incluyendo **cataratas, artritis, cáncer de seno, cáncer de colón, linfoma y enfermedades coronarias. También se usa para tratar desórdenes digestivos, promover la sanación de heridas y fortalecer el sistema inmunológico. También es analgésico.**

Recién la medicina occidental empieza a estudiar la cúrcuma. No obstante, esta especie ha sido utilizada en la medicina ayurvédica y la medicina china tradicional para curar infecciones, problemas de **la vesícula, disentería, artritis y desórdenes del hígado.** Varios estudios llevados a cabo por científicos indios apoyan muchos de los usos tradicionales de la cúrcuma para combatir inflamación, indigestión y enfermedades del hígado y el corazón.

La cúrcuma contiene curcumin y curcuminoides, que son poderosos fitoquímicos anti inflamatorios que actúan como ciclo-oxinase-2 (COX-2) inhibidores naturales del cuerpo, e inhiben la producción de postaglandins que causan inflamación. Los investigadores indios encontraron que la cúrcuma **alivia dolores de las articulaciones y la hinchazón en las personas con artritis** tanto como prescripciones de drogas no esteroidal (NSAID) sin efectos secundarios como sangrado abdominal o estómago revuelto.

Aplica el Turmeric de manera tópica. Si te ataca el **dolor de la artritis,** haz una pasta con aceite de coco sobre la zona afectada. No mezcles la hierba con agua, ya que este producto no es soluble en este líquido. La pasta puede dejarte una decoloración de la piel de color naranja amarillento. Puedes lavarla con un jabón suave. Las culturas indígenas usan el Turmeric como tintura, de modo que debes evitar el contacto de la pasta con la ropa. Algunas personas prefieren comprar el aceite esencial en lugar de hacer la pasta en casa.

La cúrcuma ayuda a desintoxicar el cuerpo, y **proteger el hígado** de los efectos devastadores del alcohol, los tóxicos químicos, y aun algunas drogas farmacéuticas. La cúrcuma también **protege el estómago al matar la bacteria de la salmonella y protozoides que causan la diarrea.**

El Turmeric también puede ayudar a prevenir la pérdida ósea. La medicina Ayurvédica valora al Turmeric por su capacidad de fortalecer el hígado, bajar los niveles de colesterol malo (LDL por sus siglas en inglés) **y prevenir los dolores menstruales. También puede ayudar a prevenir la enfermedad de Alzheimer.**

Turmeric: **calma la mente, purifica la sangre y es anti-estrés.** El turmeric es una raíz de la familia del jengibre que **ayuda a la digestión, especialmente para reducir el abdomen, fortalecer el sistema digestivo, disminuir el fuego interno** y también **elimina la acidez,** porque refresca, calma, limpia y nutre, por eso debe ser ingerido con una actitud de paz y moderación. Lo particular y maravilloso de esta planta al consumirla como aliño en la comida, ejerce un balance en la energía del cuerpo, ese balance se manifiesta en los gases, la flema y el calor interno del cuerpo. También hace que no queden residuos de alimentos en el tracto digestivo, toxinas acumuladas por la mala digestión.

Uno de los atributos secretos del turmeric es eliminar el exceso de agua en el cuerpo, es decir 'seca' el cuerpo y clarifica la mente, se usa especialmente **para eliminar la necesidad de consumir azúcares y grasas en personas que tiene ansiedad de comer durante todo el día,** por eso es **ideal para los diabéticos.** La comida que ingerimos se divide en tres: la parte gruesa que se convierte en excremento, la parte del medio se convierte en tejidos y la parte sutil que se convierte en 'mente', un concepto no aceptado por la medicina tradicional. Lo que ingerimos afecta nuestras emociones y puede crear una predisposición para desórdenes psicológicos y físicos, así como una rabia puede dañar la digestión, una mala digestión puede perturbar las emociones.

El turmeric puede regular el apetito y eliminar gases, acidez, problemas digestivos como gastritis, colon irritable, divertículos, cáncer de colon o en cualquier parte del sistema digestivo, **se debe agregar turmeric a la comida, es excelente porque posee la energía que neutraliza o refresca, especialmente cuando se ingieren alimentos pesados, como proteínas de origen animal.** El turmeric pertenece al tipo de medicina que cura suave, gentil, natural, no-violenta, no traumática, no invasiva, es un alimento que entra en contacto íntimo con la persona y **es ideal para personas con sobre peso,** porque su sabor astringente, picante y amargo es lo mejor para mermar el agua, la grasa y la flema en el cuerpo. **La mejor manera de eliminar toxinas del cuerpo es quemarlas con turmeric,** porque cepilla hacia afuera toxinas de los tejidos, **alivia la fiebre o infecciones y esclerosis múltiple**

Esta **capacidad antiinflamatoria** de la cúrcuma, así como de otras sustancias naturales, es especialmente interesante si tenemos en cuenta que los antiinflamatorios sintéticos tienen unos efectos secundarios bastante importantes.

En un estudio, los fumadores que tomaban solo 1 cucharadita de cúrcuma por día, en 30 días habían bajado el nivel del cáncer. En otro estudio solo 500 miligramos de cúrcuma cada día significativamente redujo el nivel de colesterol de los participantes en solo 10 días. Algunos estudios indican que la habilidad de la cúrcuma para reducir el **colesterol** puede brindar la misma protección al corazón, que el jengibre, incluyendo prevención contra **coágulos de sangre y reducir la presión sanguínea.**

En el laboratorio se ha comprobado que la cúrcuma inhibe el crecimiento de un gran número **de tumores como los de colon, hígado, estómago, mama, ovarios y leucemia, entre otros.**

Como factor preventivo de esta enfermedad, es un gran aliado ya que favorece la eliminación de sustancias cancerosas, **ayuda a nuestro cuerpo a producir sustancias anticancerosas como el glutatión y tiene un gran poder antioxidante (en algunos estudios se habla de que es hasta trescientas veces más potente que la vitamina E).**
Pero además de preventivo, la cúrcuma también resulta muy útil una vez comenzado el proceso del cáncer, ya que puede ayudar en el control del crecimiento de los tumores impidiendo la formación

de nuevos vasos sanguíneos por angiogénesis, con lo cual priva a los tumores de su principal fuente de energía. **Además la cúrcuma es capaz de inducir apoptosis (suicidio) en células cancerígenas, sin producir efectos tóxicos en células sanas.**

Una de sus principales investigaciones estudia el papel de los factores inflamatorios en el desarrollo de los tumores, entre los cuales estaba el factor de transcripción NF-κB. Este factor proinflamatorio es secretado por las células del mismo tumor para ayudarse en su crecimiento y expansión; por tanto, sin este factor los tumores se vuelven mucho más frágiles. En diversos estudios se ha visto que la cúrcuma puede interferir con la actividad de esta sustancia.

Por otra parte, también relacionando los procesos inflamatorios con el cáncer, se ha visto que la curcumina es capaz de reducir la concentración de una enzima llamada ciclooxigenasa-2 (COX-2), responsable de la producción de moléculas que provocan la inflamación. En este sentido, un estudio reciente sobre el efecto de la administración por vía oral de curcumina muestra una marcada reducción de las moléculas inflamatorias formadas por la COX-2 en la sangre de las personas observadas.

Basado en estos hallazgos, **sugieren a los pacientes con cáncer** que traten de comer más turmeric como aliño o condimento en sus comidas.

Al cocinar un pollo o arroz con turmeric, la casa huele deliciosa y la comida queda muy sabrosa, se consigue como aliño en la sección de condimentos de cualquier supermercado o en cápsulas en farmacias de cualquier ciudad del mundo.

Es vital señalar que la cúrcuma por sí sola es escasamente absorbida por el organismo, necesita la presencia de pimienta (una baja cantidad es suficiente) y preferiblemente un poco de

aceite de oliva o de lino. Por tanto, lo ideal es consumir la cúrcuma en polvo, directamente como alimento y no de forma encapsulada.

Se puede añadir en purés, sopas de quínoa o arroz, siempre con una pizca de pimienta y mejor al final de la cocción.

Añade el Turmeric a tu dieta. Consumir cantidades moderadas en forma regular, te ayudará a prevenir el dolor de la artritis. Se absorbe más rápidamente en el organismo si lo combinas con aceite u otras sustancias como la pimienta negra, en el jengibre o la piña. **Una o dos cucharadas de té al día te permitirán experimentar los beneficios del Turmeric sin que surjan efectos secundarios.**

HACER UN TE DE TURMERIC: Hervir una taza de agua, añada una cucharadita de turmeric molida. Cocinar a fuego lento durante cinco a diez minutos. Luego de colar y antes de servir, añade miel a la taza y jugo de limón. Éstas son opcionales para mejorar el sabor. Se puede tomar tibio o frío.

DOSIS: La cúrcuma se encuentra en polvo para la cocina, tanto como en cápsulas comerciales y tinturas

Un desayuno (o merienda) depurativo, anticancerígeno, antioxidante y antiinflamatorio a la vez, es el zumo o jugo de zanahoria, manzana, piña y cúrcuma con un poquito de pimienta y aceite.

También podemos preparar un aderezo: se mezcla 1/4 de cucharada sopera de cúrcuma en polvo con media cucharada sopera de aceite y una pizca de pimienta. Con esta mezcla se pueden aliñar verduras, pastas, ensaladas.

La cúrcuma puede ser utilizada en gran variedad de platos.

PRECAUCION: Altas dosis de Turmeric, tomadas a largo plazo, pueden causar indigestión. Recuerda tomarlo de a poco. Estudios médicos han advertido que este producto puede empeorar los síntomas de la enfermedad de la vesícula biliar.

TILA

Antitusivo, diaforético, tranquilizante, diurético, sedante, febrífugo, hipotensor, emoliente, **estimula la circulación, bronquitis, resfriados, tos, nerviosismo, resfriados, hipertensión, insomnio, dolor de cabeza, estrés, alta presión, palpitaciones de origen nervioso.**

DOSIS GENERAL:) Extracto Líquido, ½ a 1 cucharadita al día. Té: 1 a 2 cucharaditas de hierba por taza de agua caliente al día. Té: (1 bolsita) por taza de 2 a 4 veces/día.

Beber un té de tila es una de las maneras más comunes y naturales de **calmar los nervios**, inducir al sueño y ganar la tranquilidad que hace falta. Pero también hay que aclarar que es una planta que tiene varias propiedades diversas y algunas contraindicaciones.

Por empezar, la tila es una planta hipnótica, produciendo ese conocido efecto **sedante e inductor del sueño.** También es antitusiva, calmando las mucosas respiratorias cuando tienes **tos.** A su vez es antiespasmódica, teniendo efecto relajante sobre el músculo liso bronquial.

Con respecto a la cantidad recomendada de tila que puedes consumir al día es de 2 gramos de la planta por 150 ml de agua, consumiéndose cada 12 horas (dos veces al día), preparada en infusión de manera tradicional, a partir de sus hojas y flores.

Diaforético: ayuda a mejorar el **resfrío común** y otras infecciones respiratorias gracias a su capacidad para estimular la transpiración. Ello ayuda al sistema inmunitario a luchar contra una infección de este tipo.

Antiespasmódico: ayuda a los músculos que se estén contrayendo de forma desordenada a volver a su estado normal, controlando además el color que esto trae. **Alivia síntomas del colon irritable y diversos cólicos o espasmos en el sistema digestivo y reproductor.**

Relajante y somnífero: tiene efecto sedante sobre el sistema nervioso. Ayuda a quienes padecen **nerviosismo, estrés e insomnio**, alivia sus síntomas. En caso de padecer mucha **ansiedad**, se recomienda beber al día 2 o 3 tazas de té de tila en infusión, unos 15 minutos después de las comidas. **En caso de insomnio**, una taza antes de acostarse.

Anti-inflamatorio: tiene la cualidad de **desinflamar músculos u órganos inflamados,** por lo que **disminuye el dolor de esa condición.** Recomendado para **torceduras, golpes y reumatismo.** Pueden beberse 2 a 3 tazas diarias.

Diurético: ayuda a eliminar líquidos sobrantes del organismo. Puede beneficiar a quienes padecen **edema pulmonar y variedad de infecciones respiratorias del tipo bronquitis.**

Vasodilatador e hipotensor: ayuda a relajar los vasos sanguíneos y a disminuir la presión de la sangre. Estas propiedades le convierten en eficaz para prevenir diversas enfermedades cardiovasculares como **el infarto cardíaco y la trombosis**, así como para mejorar algunas ya existentes tales como **várices, hipertensión y arteriosclerosis**.

Digestivo y carminativo: se reportan beneficios en una amplia variedad de problemas al sistema digestivo, entre ellas: **dispepsia biliar, intolerancia a las grasas, diversos tipos de cólicos, mejora la disfagia o dificultad para tragar, alivia la flatulencia ayudando a eliminar gases e hinchazón.** En especial ayuda al **hígado y la vesícula** biliar, facilitando **la expulsión de cálculos y mejorando el flujo de bilis.**

Analgésico: **alivia diversidad de dolores**, sea por su acción antiespasmódica, anti-inflamatoria o relajante. Aparte de las condiciones ya mencionadas, es muy beneficiosa para quienes sufren **dolor de cabeza** lacerante, **migraña o jaqueca.** Se aconseja beber 2 o 3 tazas diarias para alivio y prevención.

Si bien el tila es una hierba natural y, como tal, es preferida por quienes buscan lo más sano, es recomendable consumirla en forma moderada. Si estás embarazada, debes consultar primero a tu médico.

Para prevenir se recomienda no superar las tres tazas diarias y para mejorar una afección en curso, no subir de cuatro. Y recuerda informar siempre a tu médico tratante ante cualquier duda en el uso de medicina natural alternativa, en caso de haber una contraindicación con algún medicamento químico que consumas.

PRECAUCION: De todos modos, al ser una planta con mucílagos, la tila no está recomendada para cuando sufres dolores estomacales de los cuales desconoces la procedencia, ya que puede acentuarlos.

TOMILLO

El tomillo contiene timol, un aceite volátil que le confiere las propiedades de antiséptico y desinfectante. Incluso se puede utilizar para limpiar la habitación de los enfermos, utilizando una solución de té de tomillo con agua hervida y un poco de jabón.

La solución se deja enfriar y se vierte en una botella de *spray*. Con eso ya puedes limpiar las superficies. También puedes hacer una mezcla de tomillo con miel y **aplicarlo en pequeñas heridas, para evitar infecciones**.

El tomillo tiene una variedad de flavonoides como la luteolina, apigenina y naringenina, que lo hacen una buena fuente de antioxidantes. El tomillo también es una buena fuente de hierro, manganeso, calcio y fibra.

El tomillo es de gran utilidad para los **problemas respiratorios como la bronquitis y el asma.** Como **antiséptico, elimina los gérmenes y reduce los síntomas de las infecciones** que estos producen, entre ellos la **fiebre** o el malestar.

Alivia los **cólicos menstruales y el síndrome premenstrual, para combatir la enfermedad de Alzheimer, artritis, pie de atleta, halitosis, caída del cabello, pediculosis, laringitis, infección de las uñas, esclerodermia, enfermedad vaginal, enfermedades de la piel, calambres musculares, fatiga, depresión y estrés.**

Uñas amoratadas por golpes: Hacer un té y poner el dedo amoratado para rebajar la inflamación por el golpe.

Mejorar la digestión y ayudar a eliminar mucosidades del tracto intestinal. Para tratar la indigestión puedes hacer una infusión añadiendo 20 gramos de tomillo en un litro de agua hirviendo.

Déjala reposar por 15 a 20 minutos y disfrútala fría o caliente. Puedes beber hasta dos tazas al día.

Por influencia de sus aceites esenciales resulta muy útil como **relajante muscular, en dolores producidos por estiramientos o esfuerzos demasiado grandes** sin preparación previa, también **ayuda a eliminar las infecciones oculares** que producen afecciones como los orzuelos, por sus propiedades **cicatrizantes** y antisépticas se usa en infusión para **lavar las heridas.**

En **inflamaciones en la boca, llagas o mal aliento,** hacer un té y hacer gargarismos.

El tomillo también puede ser aplicado en forma externa. Para ello hay que hervir sus hojas en agua y aplicar sobre la zona afectada a temperatura fría o caliente.

Es una planta que posee muchos efectos beneficiosos para nuestra salud y la podemos consumir como infusión, como aceite, o en las comidas.

VARIAS RECETAS

TE PARA LA TOS Y RESFRIADO

1 taza de agua hirviendo sobre 1-2 cucharaditas de hojas o hierba desmenuzada (fresca o seca). Dejar reposar tapada 10 minutos y beber 1 taza 3 veces al día.

TE PARA DOLOR DE GARGANTA Y RESFRIOS

Para hacer una infusión de tomillo hay que hervir 30 gr. de esta hierba por cada litro de agua. Agregar algún endulzante (como miel o azúcar) para dar mayor sabor. Beber una o más tazas durante el día.

TE PARA CALMAR EL DOLOR E INFECCION DE GARGANTA   (por estreptococo o para despejar los senos nasales).

1 cucharada de tomillo fresco
1 cucharada de salvia fresca
3 o 4 tazas de agua fría
1 cáscara de limón picada
Miel al gusto

Calentar el agua lo suficiente. No necesitas que el agua esté extremadamente caliente, ya que esto disminuye las cualidades y la nutrición de las hierbas; sólo que esté lo suficientemente caliente, como para preparar el té.

Coloca las hierbas y los trozos de cáscara de limón. Déjala en infusión durante 10 minutos.

Después colarla y endulzar con miel o tomarlo solo.

TRONADORA

Posee numerosas propiedades medicinales; la más notable de ellas es su **uso contra la diabetes.**

También se emplea para problemas digestivos: **disentería, enfermedades del hígado y vesícula biliar, gastritis, indigestión; para estimular el apetito y contra dolor de muelas** (para esto último se aplica la hoja molida sobre la muela afectada). Para los demás usos se bebe el cocimiento de las hojas y ramas, aunque también se pueden emplear las flores. Se le atribuyen también **propiedades sedantes, antiinflamatorias, analgésicas, tónicas, y depurativas de la sangre; se emplea también como diurético, emenagogo, febrífugo, para la sífilis, el asma, la tos y la anemia.**

Sobre la piel se emplea para **curar heridas y llagas, sarna, urticaria, salpullido, irritaciones y picaduras de alacranes.**

Esta planta tiene muchos otros nombres comunes en español; estos son algunos de ellos: trompeta de oro, tronador, iscandor, hierba de San Nicolás, flor de San Pedro, pichiche, saúco amarillo, bignonia, alacrancillo, ángel, canario, gloria, esperanza, cholán, fresno, guarán amarillo, etc.

Como preparar te:

Se hace un té con seis o siete hojas y dos trocitos de rama. Se toma en ayunas durante 9 días y se deja descansar otros 9 días sin tomarlo y luego vuelve a tomarlo.

Hay un testimonio de una persona que se curó de **cáncer en los huesos**.

UÑA DE GATO

Propiedades de la Uña de Gato:

- **Inmunoestimulante:** activa el sistema defensivo e inhibe los procesos tumorales.
- **Antiinflamatoria:** en la arthritis.
- **Antimutagénica y citostática:** útil en el tratamiento del cáncer.
- **Depurativa intestinal y renal:** diverticulosis, colitis, hemorroides, fístulas, gastritis, úlceras, parasitosis, desequilibrios de la flora intestinal, enfermedad de Crohn, incontinencia y desórdenes renales.
- **Inhibidora de la coagulación:** previene y reduce el riesgo de **problemas cardiacos, baja la tensión arterial, aumenta la circulación,** inhibe la formación de placa en las paredes de los vasos circulatorios del corazón, cerebro y arterias.
- **Alergias químicas o al polen:** en **bronquitis y asma.**
- **Antiviral: herpes genital, herpes zoster, virus del SIDA,** candidiasis sistémica.
- Reduce los efectos de la radioterapia y quimioterapia asociados en el tratamiento del cáncer.
- Puede ser utilizada para tratar el asma, la recuperación del parto y **la cicatrización de heridas, para el dolor en las articulaciones, problemas estomacales, tumores,** control de natalidad, como tónico para evitar enfermedades, **tratar dolores de los huesos y limpiar los riñones, irregularidades en el ciclo menstrual, acné, hongos, cicatrización de heridas y dolor nervioso.**
- **Alivia los malestares del tracto urinario, inflamaciones, cirrosis, gonorrea y diarrea.**

Tiene **propiedades terapé (curativas y preventivas) y es reconocida por científicos y organizaciones en todo el mundo. No debe**

consumirse por niños menores de 12 años y mujeres embarazadas o en estado de lactancia.

Como preparar te:

10g. de hoja en un litro de agua hirviendo. Reposo de 10 minutos. Se ingiere la Infusión tres veces al día.

Sin embargo, el uso más reciente y recomendado para aquellos que no creen encontrar Uña de Gato con facilidad, es el extracto liofilizado. Una preparación estandarizada industrial que a través de análisis químicos y exhaustivos controles de calidad, garantizan la conservación de los principios terapéuticos de su presentación como comprimidos o cápsulas.

<u>VALERIANA</u>

Es un medicamento que se indica para enfermedades de los **nervios, epilepsia y dolores nerviosos**. Es antiespasmódica e hipnótica; sin embargo, su principal uso es como **sedante para el sistema nervioso.**

La parte utilizada de esta planta son las hojas y la raíz. Para preparar té se pone a calentar la cantidad de agua deseada, cuando esté muy caliente se retira del fuego y se le agregan de 10 a 30 gramos de raíz (seca o fresca) por cada litro de agua, se tapa la olla y se deja reposar de dos a tres minutos, se cuela y listo.

Es importante observar las **contraindicaciones,** ya que no se debe administrar durante el primer trimestre del embarazo ni tampoco a lactantes y, aunque no se han encontrado efectos de dependencia ante una administración prolongada, las personas que manejan o salen a la calle deben respetar la dosis, ya que en grandes cantidades produce sueño. Por último, no hay que olvidar que es el médico quien debe determinar el tiempo que dure el tratamiento de acuerdo con el tipo de padecimiento de que se trate.

También puedes usar la Valeriana para darte un baño tranquilizante, filtrando el agua que resulte del té y vertiéndola al agua de baño.

VERDE

Antioxidante, Anticancerígeno, Antibacteriano. Astringente, Tónico Nervioso, Caries, Alzheimer, Artritis, Asma, auxiliar en Cáncer (colon, hígado, pulmones, páncreas, piel, estómago y garganta), Enfermedades de las Encías, Colitis, Diarrea, Disentería, Úlceras, Resfriados, Tos, Dolor de Cabeza, Colesterol, Triglicéridos, Hemorragias, Derrames Cerebrales, Enfermedades Cardíacas, Obesidad, Preventivo contra el Cáncer, Infecciones Digestivas.

Toxicidad: baja. Las observaciones propias de la cafeína, (evitar en problemas cardiovasculares, insomnio, embarazo, etc.)

DOSIS GENERAL: Una bolsita por taza de agua, 3 veces/día.

Proveniente de la planta *Camelliasinensis*, esta versión de té se prepara con hojas frescas y tallos cocidos con vapor a elevadas temperaturas, sin pasar por el proceso de fermentación. Gracias a este método, se logra **mantener una alta concentración de las sustancias beneficiosas** que contiene.

El té verde tiene cuatro variedades de polifenoles del tipo catequinas y en interesantes cantidades. Estas sustancias proveen efectos antioxidantes, antivirales, anti inflamatorios, estimulantes del metabolismo y, de acuerdo a varias investigaciones, son capaces de **prevenir y combatir varios tipos de cáncer**.

Ayuda a disminuir las molestias de la **alergia al polen**.

Enfermedades cardiovasculares: produce una **reducción de triglicéridos y del colesterol** malo, y aumenta el bueno, lo cual se traduce en prevención y beneficios para quienes padecen arterioesclerosis, **hipertensión o tienen riesgo de infarto**. Fortalece vasos sanguíneos, tiende a **normalizar la presión arterial**.

Diabetes: ayuda a equilibrar el nivel de azúcar en la sangre. Se han observado efectos de mejoramiento y prevención de **la diabetes tipo uno.**

Cáncer: estudios científicos han demostrado que el consumo regular de té verde tiende a prevenir diversos tipos de cáncer: **de mama, de próstata, de ovarios, gástrico, de esófago, de pulmón y de piel.**

Una investigación llevada a cabo por el **Dr. Jerzy Jankun** en 1997 arrojó que para expandirse el cáncer precisa de una gran cantidad de enzimas, entre las que se encuentra una llamada Urokinasa. La buena noticia es que la catequina EGCG, con presencia en el té verde inhabilita el poder de acción de la misma, por lo que el tumor presente en el cuerpo del paciente, no tiene posibilidades de expandirse.

Previene la formación y consigue frenar el crecimiento de **tumores** ya existentes. Dorothy y James Morre, de la Universidad de Purdue, encontrarían que la catequina también bloquea las acciones de otra enzima llamada quinol oxidada, o NOX, que contribuye con la propagación de los tumores.

Osteoporosis: previene y mejora la pérdida de masa ósea en los huesos de forma tan efectiva como el calcio y el ejercicio. De acuerdo a la Revista Americana de Nutrición Clínica, esta hierba consumida por mujeres mayores consigue preservar la estructura de la cadera, la zona más afectada con esta enfermedad.

Ayuda a perder peso: produce un aumento en la oxidación de grasas por lo que estimula el metabolismo resultando en un mayor gasto energético.

Se utiliza para perder peso y para tratar trastornos estomacales, **vómitos y diarrea.**

Enfermedades cognitivas: brinda una amplia variedad de beneficios neuroprotectores, incluyendo barrido de radicales libres, regulación de la función mitocondrial y una reducción en el daño a células cerebrales. Todo ello sugiere que puede ayudar en casos de **Alzheimer, demencia y Parkinson.**

Enfermedades virales y bacterianas: investigaciones han observado beneficios contra el **VPH o virus del papiloma humano y en inhibir el accionar del VIH SIDA.**

Es efectivo tratando el virus de **gripe e influenza** y elimina algunas bacterias causantes de intoxicaciones. Extermina bacterias que hay en la boca, por lo que **previene las caries en los dientes, gingivitis y mal aliento.**

Útil para las personas que pierden masa ósea y para las personas que tienen cánceres de **tumores sólidos**

Previene la enfermedad de Crohn, Parkinson (blinda las células protectoras de dopamina), enfermedades del corazón y vasos sanguíneos, **la diabetes, la presión arterial baja, el síndrome de fatiga crónica (SFC), los cálculos del riñón y el daño de la piel.**

Ayuda a curar el **glaucoma** y otras **enfermedades oculares.**
Produce un crecimiento de casi un 80% las **células óseas,** disminuyendo las posibilidades de contraer **osteoporosis.**

Evita la **inflamación de la vesícula biliar** e inhibe el crecimiento de bacterias.
Lleva a que las arterias más importantes del organismo se dilaten, evitando problemas circulatorios y de arteriosclerosis

Las dosis de té verde varían en forma significativa, pero generalmente están en el rango de 1 a 10 tazas al día.

YUCA

Artritis, dolor menstrual, tensión premenstrual, menopausia, dolor de cabeza, alta presión, colesterol, triglicéridos, padecimientos del estómago, intestinos, osteoartritis.

TOXICIDAD / PRECAUCIONES: Toxicidad: baja.

DOSIS GENERAL:) ¼ a ½ taza de Yuca fresca al día. 1.5 g suplemento estandarizado 3 veces al día. Té 8 gramos de raíz seca en ½ litro de agua 3-5 veces al día.

Las saponinas de yuca raíz muestran propiedades anti-inflamatorias, por lo que el té a menudo se recomienda para **la artritis, rigidez articular, dolor muscular y la gastritis.**

Las saponinas también tienen una afinidad para el **colestero**l y puede ayudar a evitar la acumulación excesiva en la sangre.

Raíz de la yuca también contiene resveratrol, un antioxidante de gran alcance capaz de eliminar los radicales libres y protege los tejidos del daño oxidativo.

Preparación del té: Para hacer té de yuca raíz, o infusión de hierbas con mayor exactitud, la raíz de la yuca se seca, picado finamente y se añade al agua caliente.

Use aproximadamente una cucharadita de raíz de yuca seca picada por cada taza de agua.

Recuerde que debe dejar algo de espacio en su taza, para la espuma de la raíz.

Deje que la infusión de hierbas reposar en el agua caliente de entre 15 y 30 minutos.

Té de la raíz de yuca es un sabor suave y pálida bebidas amarillo que se puede combinar con fuertes hierbas como el jengibre, el regaliz o ginseng.

Precauciones: Té de raíz de yuca tiene una larga historia de seguridad, pero cualquier hierba tomada en grandes cantidades puede provocar efectos secundarios.

El efecto secundario más frecuente de beber mucho té de raíz de yuca es la diarrea, náuseas, malestar estomacal, vómitos y dolor de garganta.

En dosis extremas, puede causar hemólisis, que es la destrucción de las células rojas de la sangre.

Consulte con su médico antes de consumir grandes dosis de té de la raíz de yuca.

<u>ZARZAMORA</u>

Tiene propiedades medicinales como astringente, odontálgico, diurético, antidiarreico, antidiabético, hemostático, laxante, bactericida, leve efecto desinflamatorio.

Detienen pequeñas pérdidas de sangre de heridas menores, **ulceraciones cutáneas, estomatitis, glositis, gingivitis, faringitis dolor de garganta y las úlceras bucales, la gripe, resfriados, tos y constipados.**

También son conocidas su propiedades para tratar enfermedades tales como: afecciones del **sistema digestivo, las hemorroides, diarrea, indigestión, catarros intestinales, diabetes, reumatismo, urolitiasis, oliguria, retención de líquidos, cistitis y la pielitis, vaginitis, neuralgias, espasmos menstruales, conjuntivitis.**

Modo de empleo:

Té de zarza: se vierte 1/4 de litro de agua hirviendo sobre dos cucharaditas de las hojas, se deja reposar por espacio de 15 minutos, se cuela, se añade limón y/o se endulza con miel para beberlo. Se utiliza **contra los resfriados** porque estimula las defensas del organismo y resulta eficaz contra la **tos**. Además está especialmente recomendada contra **las diarreas** de los niños. Pueden tomarse hasta 3 tazas diarias.

Para aprovechar sus propiedades antihemorrágica, y contra **las menstruaciones prolongadas** añadimos a una taza de agua caliente una cucharada de hojas secas de zarza. Dejar reposar 10 minutos. Filtrar antes de tomar. Los frutos maduros tienen por su alto contenido en vitaminas son antiescorbúticas, útiles también como astringentes y diuréticos. Contra las **úlceras y las llagas** realizaremos un cocimiento de 15 ó 20 g de la planta por litro de agua para gargarismos y compresas. En caso de **faringitis** podemos hacer gargarismos con un te preparado con 2 cucharadas por un ¼ de litro de agua dejándolo enfriar por 15 minutos. En baños sirven para el lavado de erupciones dérmicas. Para tratar **heridas o detener sangrados**, empapar una gasa en tintura de zarzamora o en una decocción fuerte de la misma y aplicarlo sobre la zona afectada.

AUTORA DE LOS SIGUIENTES LIBROS:

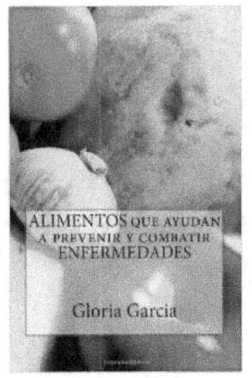

Este libro le indica cuales son los alimentos que le ayudaran para cada enfermedad. Contiene más de 200 enfermedades en orden alfabético indicándole cuales alimentos le ayudan a combatirla. Esta alimentación es a base de: Frutas, vegetales, semillas y granos.

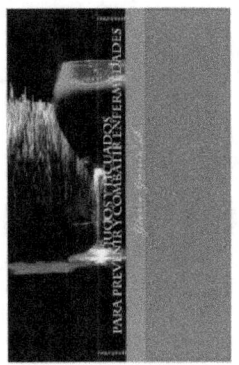

Contiene más de 100 recetas para preparar jugos y licuados que le ayudaran a mejorar su salud y conservarla por ejemplo: si tiene problemas de: sobrepeso, hígado, riñones, vista, fiebre, anemia, colitis, tos, debilidad, alta presión, diabetes, páncreas, riñones, dolor de cabeza y mucho más.

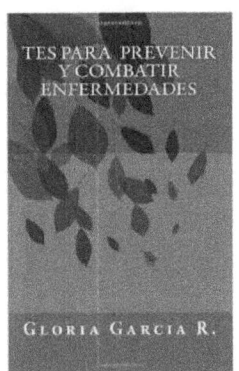

Este libro le indica cuales son los tés que le ayudaran *para* cada enfermedad (contiene más de 150 enfermedades y le indican que tés le ayudan).

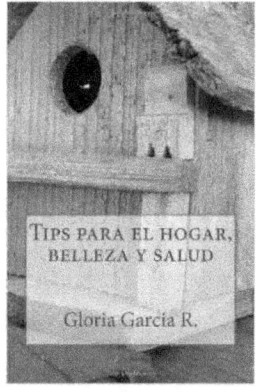

Contiene innumerables tips o ideas para hacer mal fácil lo que parece difícil en: la casa, belleza y salud.

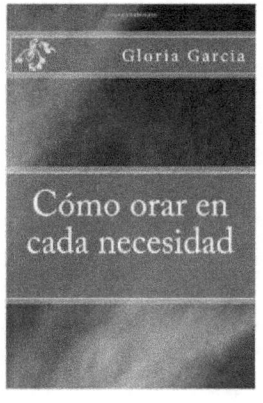

Es un manual que le ayudará como orar de acuerdo a la palabra de Dios. (Contiene más de 100 necesidades diferentes con varios versículos que corresponden a cada necesidad). Sabemos que debemos orar de acuerdo a lo que Dios dice en su Palabra, pero muchas veces no sabemos o no nos acordamos donde están esos versículos. (Y aquí esta una guía práctica).

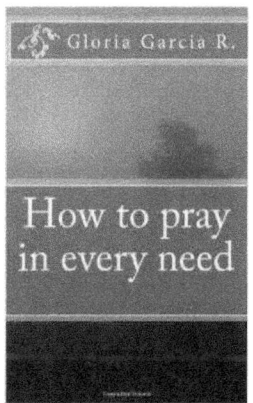

It is a manual that will help you to pray according to the Word of God. It content more than 100 different needs with some verses that correspond to every need. At the end of it, you can find a prayer in every need.

Para más información: <u>gloriagarciarivera@gmail.com</u>